essentials

Essentials liefern aktuelles Wissen in konzentrierter Form. Die Essenz dessen, worauf es als „State-of-the-Art" in der gegenwärtigen Fachdiskussion oder in der Praxis ankommt. *Essentials* informieren schnell, unkompliziert und verständlich

• als Einführung in ein aktuelles Thema aus Ihrem Fachgebiet
• als Einstieg in ein für Sie noch unbekanntes Themenfeld
• als Einblick, um zum Thema mitreden zu können

Die Bücher in elektronischer und gedruckter Form bringen das Fachwissen von Springerautor*innen kompakt zur Darstellung. Sie sind besonders für die Nutzung als eBook auf Tablet-PCs, eBook-Readern und Smartphones geeignet. *Essentials* sind Wissensbausteine aus den Wirtschafts-, Sozial- und Geisteswissenschaften, aus Technik und Naturwissenschaften sowie aus Medizin, Psychologie und Gesundheitsberufen. Von renommierten Autor*innen aller Springer-Verlagsmarken.

Matthias Moser

Geschichte der Koloskopie

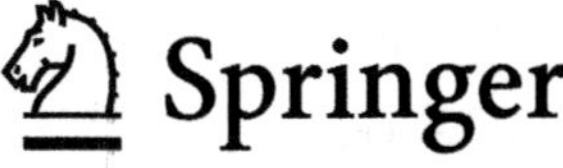 Springer

Matthias Moser
Johannes Kepler Universität Linz
Linz, Österreich

ISSN 2197-6708   ISSN 2197-6716 (electronic)
essentials
ISBN 978-3-662-72876-5   ISBN 978-3-662-72877-2 (eBook)
https://doi.org/10.1007/978-3-662-72877-2

Die Deutsche Nationalbibliothek verzeichnet diese Publikation in der Deutschen Nationalbibliografie; detaillierte bibliografische Daten sind im Internet über https://portal.dnb.de abrufbar.

Springer ist ein Imprint der eingetragenen Gesellschaft Springer-Verlag GmbH, DE und ist ein Teil von Springer Nature.
Die Anschrift der Gesellschaft ist: Heidelberger Platz 3, 14197 Berlin, Germany

- Eine kompakte Übersicht über die Entwicklung der Endoskopie von ihren frühesten Anfängen bis zur Moderne.
- Die entscheidenden technischen und wissenschaftlichen Meilensteine, von Bozzinis Lichtleiter bis zur Glasfasertechnologie.
- Die Entstehung und Etablierung der Koloskopie sowie die Leistungen zentraler Pioniere wie Wolff und Shinya.
- Die wichtigsten technologischen Innovationen, die Navigation, Sicherheit und therapeutische Möglichkeiten verbessert haben.
- Moderne Bildgebungssysteme, die die diagnostische Qualität und Detektionsrate maßgeblich beeinflussen.

Vorwort

Die Koloskopie zählt heute zu den wichtigsten diagnostischen und therapeutischen Verfahren der modernen Medizin. Sie ermöglicht nicht nur die frühzeitige Erkennung kolorektaler Karzinome, sondern auch die unmittelbare Entfernung prämaligner Läsionen, ein Fortschritt, der die Darmkrebsvorsorge nachhaltig verändert hat. Doch der Weg zu diesem hochentwickelten Instrument war lang und geprägt von Neugier, Mut und technischer Innovationskraft.

Bereits in den archäologischen Funden der Ruinen von Pompeji finden sich Hinweise auf frühe Untersuchungsinstrumente, die darauf schließen lassen, dass der Wunsch, Körperhöhlen medizinisch zu inspizieren, weit älter ist als die moderne Medizin. Viele Jahrhunderte später nahm dieser uralte Wunsch erstmals klare technische Formen an, als im 19. Jahrhundert die frühen Pioniere der Endoskopie begannen, das Unsichtbare sichtbar zu machen. Philipp Bozzini wagte mit seinem „Lichtleiter" den entscheidenden Schritt, das Körperinnere mithilfe künstlicher Lichtquellen zu beleuchten. Seine Erfindung und die späteren Weiterentwicklungen durch Desormeaux, Nitze und Leiter schufen die Grundlagen, auf denen die moderne Endoskopie aufbauen konnte.

Mit dem Übergang von starren zu flexiblen Instrumenten und der Einführung der Glasfasertechnologie eröffnete sich schließlich die Möglichkeit, tief in den Gastrointestinaltrakt vorzudringen. In den 1960er-Jahren gelang es Pionieren wie Wolff und Shinya, erstmals das gesamte Kolon zu untersuchen und interventionelle Techniken wie die Polypektomie zu etablieren.

Dieses Essential beschreibt die zentralen Etappen dieser Entwicklung, von den frühen starren Sigmoidoskopen des 19. Jahrhunderts über die Einführung semiflexibler Instrumente und die bahnbrechende Erfindung vollständig flexibler Glasfaserendoskope bis hin zu modernen Bildgebungssystemen und innovativen

Assistenztechnologien. Es zeigt, wie sich aus anfänglich einfachen optischen Apparaturen ein unverzichtbares Verfahren formte, das heute Millionen von Menschen Leben rettet.

Die historischen Abbildungen, die dieses Essential begleiten, stammen aus den Archiven der Internationalen Nitze-Leiter-Forschungsgesellschaft für Endoskopie in Wien und veranschaulichen eindrucksvoll die technische und handwerkliche Entwicklung der frühen Endoskope.

Matthias Moser

Inhaltsverzeichnis

Die Ursprünge der Endoskopie

1

Im Jahr 1804 stellte der junge Mediziner Phillipp Bozzini (1773–1809) erstmals sein neuartiges Instrument, den sogenannten „Lichtleiter", in einer Frankfurter Tageszeitung der Öffentlichkeit vor. Mit diesem Gerät gelang es erstmals, das Innere des lebenden Körpers direkt zu betrachten, ein Meilenstein in der Geschichte der Medizin. Bozzini griff bei seinem Lichtleiter auf frühere technische Ansätze zurück und kombinierte sie, um die drei größten Hürden der frühen Endoskopie zu überwinden – die Beleuchtung, die optische Übertragung und die praktische Handhabung. Das Gerät bestand aus einem optischen Teil mit integrierter Lichtquelle sowie einem mechanischen Teil, der an die jeweiligen Körperöffnungen individuell angepasst wurde (EAU European Museum of Urology 2021a).

Der französische Chirurg Antonin Jean Desormeaux stellte am 29. November 1853 ein neues Gerät vor, das er „L-endoscope" nannte. Er führte damit nicht nur den Begriff Endoskopie ein, sondern wird heute noch als „Vater der Endoskopie" bezeichnet. Sein Gerät gilt als Weiterentwicklung von Bozzinis Lichtleiter. Desormeaux nutzte ein helleres Gaslicht und verbesserte die Linsenanordnung, um das Licht gezielter zu lenken. Damit wurde er einer der ersten Ärzte, die das Endoskop nicht nur zur Untersuchung, sondern auch zur Behandlung von Patienten nutzten (European Museum of Urology).

Im Jahr 1879 wurde in der Gesellschaft der Ärzte in Wien erstmals ein Zystoskop sowie Rektoskop vorgestellt, das sich am lebenden Menschen einsetzen ließ. Entwickelt wurde es vom Dresdner Arzt Maximilian Nitze und in den darauffolgenden Jahren mit dem Instrumentenbauer Josef Leiter aus Wien technisch weiterentwickelt. Die Beleuchtung des Blaseninneren erfolgte durch einen Platinglühdraht, der am vorderen Ende des Geräts angebracht war und direkt in die Blase eingeführt wurde. Obwohl die Erfindung bahnbrechend war, gestaltete sich die An-

© Der/die Autor(en), exklusiv lizenziert an Springer-Verlag GmbH, DE, ein Teil von Springer Nature 2026
M. Moser, *Geschichte der Koloskopie*, essentials,
https://doi.org/10.1007/978-3-662-72877-2_1

1

wendung schwierig. Eine aufwändige Wasserkühlung musste den heißen Glühdraht in einer Glasröhre ständig umspülen, um Verbrennungen zu vermeiden. Erst ab 1886 konnte diese komplexe Technik durch ein kleines Edison-Mignonlämpchen ersetzt werden, wodurch die Handhabung deutlich erleichtert wurde (EAU European Museum of Urology 2021c).

1.1 Der Lichtleiter von Philipp Bozzini

Philipp Bozzini, der Erfinder des Lichtleiters, wurde am 25. Mai 1773 in Mainz geboren und als klug, hartnäckig, ausdauernd, mutig, mathematisch, technisch und künstlerisch begabt beschrieben. Er begann sein Medizinstudium in Mainz, wechselte 1794 nach Jena und schloss 1796 wieder in Mainz ab. Noch im selben Jahr erhielt er seine Approbation und arbeitete als Arzt und Geburtshelfer. Nach der französischen Eroberung von Mainz 1797 praktizierte er weiter, wollte jedoch kein französischer Staatsbürger werden und suchte eine Stelle in Deutschland. 1798 heiratete er Margarete Reck. Während des Zweiten Koalitionskrieges (1799–1802) diente Bozzini als Militärarzt unter Erzherzog Karl, was entscheidend für seine spätere Laufbahn und seine Erfindung des Lichtleiters wurde. 1803 erhielt er dank eines Empfehlungsschreibens die Einbürgerung in Frankfurt am Main und durfte nach Prüfungen dort praktizieren. Trotz seiner kleinen Praxis widmete er sich mit bemerkenswerter Hingabe der wissenschaftlichen Arbeit und entwickelte dabei den für die Endoskopie wegweisenden Lichtleiter. 1808 wurde er „physicus extraordinarius" und betreute medizinisch die umliegenden Dörfer. Die Arbeit war schlecht bezahlt und riskant. Viele Amtsvorgänger starben an Typhus. Auch Bozzini erkrankte an Typhus und verstarb am 4. April 1809 im Alter von nur 35 Jahren, wodurch er seine Familie in bescheidenen Verhältnissen zurückließ (Rathert et al. 1974, S. 114).

Im Prinzip war der Lichtleiter (siehe Abb. 1.1) ein einfaches Instrument, um das Körperinnere zu betrachten und sich an Hohlorgane anzupassen. Er hat die Form einer Vase und war mit den Maßen von 33 cm Höhe, 7,5 cm Breite sowie 5 cm Tiefe auch relativ groß. Sein Gehäuse bestand aus Zinn mit einer lederbezogenen Papierverkleidung. Der obere Teil war abnehmbar, um Lichtquelle, Leitungen und Spiegel anbringen und austauschen zu können. Der mittlere Teil enthielt die Lichtquelle sowie zwei Öffnungen, die zum einen in die Körperöffnung ragte, zum anderen zur Untersucherseite gelenkt wurde. Eine Wachskerze diente als Lichtquelle, die durch Federn in der richtigen Position gehalten wurde. Bozzini verwendete doppelte Aluminiumröhren, um die Beleuchtung und Bildübertragung zu trennen, während Spiegel das Bild zurück zum Betrachter lenkten. Durch mechanische

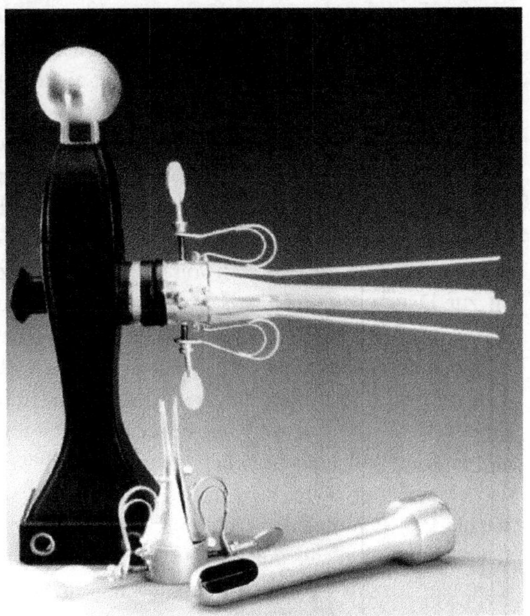

Abb. 1.1 Bozzini's original Lichtleiter mit Spekula. © Nitze-Leiter-Forschungsgesellschaft für Endoskopie. Mit freundlicher Genehmigung

Erweiterungen und unterschiedliche Spekula konnte so unterschiedliche Körperöffnungen wie die Harnröhre, die Vagina oder auch der Gehörgang untersucht werden (Ramai et al. 2018).

Bozzini veröffentlichte seine Erfindung erstmals am 7. Februar 1805 in der deutschen Zeitung *Kaiserlich Privilegierter Reichsanzeiger.* Im selben Jahr informierte er einige Kollegen über den Lichtleiter, insbesondere Geburtshelfer. Die Reaktionen fielen gemischt aus. Einige lobten die Innovation, während andere sie skeptisch betrachteten. Am 8. Juni 1805 sandte Bozzini eine detaillierte Beschreibung des Instruments an Erzherzog Karl, den er persönlich schätzte. Da der Erzherzog für das Militär- und Krankenhauswesen zuständig war, erkannte er den potenziellen Nutzen des Lichtleiters und leitete Bozzini's Bericht an die Wiener Josephs-Akademie weiter, die über militärmedizinische Fragen entschied (Ramai et al. 2018).

Die Akademie bewertete das Instrument positiv, doch für eine breite Anerkennung war die Zustimmung von Kaiser Franz I. erforderlich. Der Kaiser, der gegenüber Neuerungen zurückhaltend war, wandte sich an seinen Leibarzt Joseph Andreas Stifft, der gleichzeitig Direktor der medizinischen Studien und Präsident der Wiener Medizinischen Fakultät war. Da die Fakultät in Konkurrenz zur Josephs-

Akademie stand, bestand Stifft darauf, dass auch die Fakultät eine Begutachtung des Lichtleiters durchführen sollte. 1806 ließ Bozzini daher ein Exemplar für Tests und Demonstrationen anfertigen (Ramai et al. 2018).

Bozzini entwickelte spezielle Aufsätze für seinen Lichtleiter, um verschiedene Körperregionen wie die Vagina, die weibliche Blase, das Rektum und die oberen Atemwege zu untersuchen. Lange war unklar, ob das Gerät tatsächlich an lebenden Patienten getestet wurde. Doch der deutsche Arzt Peter Figdor belegte, dass der Lichtleiter im Juni 1806 erfolgreich in einer privaten Entbindungsklinik unter der Leitung von Ludwig Friedrich von Froriep eingesetzt wurde. Dabei wurde das Gerät zur Diagnose einer Fistel im Rektum sowie zur Untersuchung des Vaginalkanals verwendet. Es sollten pathologische Veränderungen festgestellt worden sein, die anschließend operativ behandelt wurden (Ramai et al. 2018).

Bis Februar 1807 hatte die Josephs-Akademie ihre Tests abgeschlossen und ihre Ergebnisse an die Wiener Medizinische Fakultät übermittelt. Während die Akademie den Lichtleiter ausdrücklich lobte, fiel die Bewertung der Fakultät deutlich kritischer aus. Nur neun Tage nach Erhalt des Geräts und ohne eigene Tests, bezeichnete die Fakultät den Lichtleiter in ihrem Bericht abwertend als „bloßes Spielzeug" und riet Ärzte von dessen Verwendung ab. Diese negative Beurteilung schadete Bozzini's Ruf erheblich. Zwar ordnete Kaiser Franz weitere Tests an, doch die Wiener Medizinische Fakultät ignorierte die zweite, positivere Bewertung der Josephs-Akademie, wodurch weitere Entwicklungen und Experimente mit dem Lichtleiter verhindert wurden (Ramai et al. 2018).

1.2   L'endoscope von Antonin Jean Desormeaux

Der französische Arzt Antonin Jean Desormeaux wurde am 25. Dezember 1815 in Paris Saint-Germain des Près geboren. Er studierte Medizin und promovierte 1844 mit seiner Dissertation über die Entstehung von Narbengewebe. 1853 stellte er seine Arbeit „De l'endoscope" zur Endoskopie in der „Acadèmie de Mèdicine" vor. Im Jahre 1862 wurde er zum Chefarzt im Hospital Necker in Paris ernannt. Im Zuge dieser Tätigkeit spezialisierte sich Desormeaux auf die Endoskopie, entwickelte den Lichtleiter von Bozzini weiter und führte Ärzte aus ganz Europa in die Technik der Endoskopie ein. Im Oktober 1894 verstarb Antonin Desormeaux im Alter von 79 Jahren. Er prägte den Begriff l'endoscope und wurde als „Vater der Endoskopie" bekannt (European Museum of Urology).

Desormeaux's Endoskop bestand aus einem Metallrohr, dem Tubus, einer Lichtquelle, einem perforierten Spiegel und dem Linsensystem. Der Tubus bestand aus einem starrem Metallrohr, welches in die Körperöffnungen eingeführt wurde.

Dieses Rohr wurde speziell für die Harnröhre und Blase konzipiert. Theoretisch konnte es aber auch für weitere Körperöffnungen, wie dem Rektum, verwendet werden. Durch die Verwendung einer Lampe, welche durch ein Gemisch von Alkohol und Terpentin betrieben wurde, wird die Lichtquelle, verglichen zum normalen Kerzenlicht, deutlich verbessert. Der perforierte Spiegel befindet sich diagonal vor der Sonde, um einen leuchtenden Kegel parallel zu seiner Achse zu projizieren. Um die Beleuchtung zu optimieren, wird eine plankonvexe Linse zwischen Licht und dem perforierten Spiegel platziert, sodass die Lichtstrahlen auf die Objekte am Ende der Sonde zulaufen. Durch ein spezielles Linsensystem gelang es Desormeaux, das Bild vergrößert und schärfer einzustellen. Einzelne Strukturen konnten somit detailliert betrachtet werden (European Museum of Urology).

Die Anwendungsbereiche des Endoskops waren vielfältig. Durch die Weiterentwicklung und Verfeinerung des Geräts gehört Desormeaux zu den ersten Chirurgen, die das Endoskop sowohl zur Diagnosefindung als auch zu therapeutischen Verfahren bei lebenden Patienten einsetzten. Es wurde zur Untersuchung der Harnröhre und Blase verwendet. Des Weiteren wurde eine Betrachtung von Harnwegsentzündungen, Tumoren und Blasensteinen möglich. Durch die Früherkennung von Tumoren in frühen Stadien wurde die Überlebenschance der Patienten deutlich verbessert. Außerdem beschreibt Desormeaux, dass er sein Endoskop bei kleinen chirurgischen Eingriffen einsetzt, wie beispielsweise der Entfernung von Fremdkörpern oder der Behandlung von Harnröhrenverengungen. Dadurch kann die Anzahl an invasiven Operationen gesenkt werden (Desormeaux 1867).

Die Durchführung einer endoskopischen Untersuchung, so beschrieb es Desormeaux, sollte in einem abgedunkelten Raum stattfinden. Vor der Untersuchung wird die Harnröhre mit kardierter Baumwolle gereinigt, wodurch jegliche Flüssigkeit entfernt wird, welche den Blick auf die einzelnen Strukturen verdecken könnte. Anschließend wird das Endoskop ohne Kraftaufwendung in die Urethra eingeführt. Wird auf einen Widerstand getroffen, darf dieser nicht mit Gewalt überwunden werden, um mögliche krankhafte Strukturen nicht zu verletzen. Bei der Untersuchung können Baumwollrückstände in der Urethra verbleiben. Diese werden bei der ersten Miktion ausgeschwemmt oder mechanisch entfernt (Desormeaux 1867).

1.3   Das Nitze-Leiter Endoskop

Die Untersuchung eines tief gelegenen Organs unter schlechten Lichtbedingungen und einer minimalen Schlüssellochsicht brachte große Einschränkungen mit sich. Ein großer Durchbruch in der Entwicklung endoskopischer Untersuchungen gelang Maximilian Nitze, der besonders den Durchmesser des Instruments im Auge behielt. Eine kleine distale Lichtquelle wird benötigt, um das Endoskop sicher, ohne Schmerzen und mit Leichtigkeit einführen zu können. Außerdem kam Nitze beim Reinigen einer Objektivlinse auf die Idee, dass der Zielbereich vergrößert an den Untersucher herangeführt werden soll, um noch detailliertere Sicht auf das Innere zu bekommen. Diese Überlegungen veranlassten ihn dazu, mit Instrumentenbauern sowie Optikern Kontakt aufzunehmen (Berci & Forde 2000).

Maximilian Nitze kam am 18. September 1849 in Berlin zur Welt. Er studierte Medizin an den Universitäten in Würzburg, Heidelberg und Leipzig und begann anschließend im Stadtkrankenhaus Dresden zu arbeiten. An der chirurgischen Abteilung merkte er sein Interesse an der Endoskopie und begann schließlich herauszufinden, wie zystoskopische Untersuchungen verbessert werden können. Mit dem Optiker Louis Beneche sowie dem Mechaniker Wilhelm Heinrich Deicke entwickelte er einen ersten Prototypen um die Blase zu beleuchten. Dieses Zystoskop präsentierte er 1877 den Mitgliedern des National Medical College auf der Pathologie anhand einer Leiche. Die technischen Probleme verhinderten allerdings einen klinischen Einsatz. Infolgedessen reiste Nitze nach Wien und nahm zum Instrumentenbauer Josef Leiter Kontakt auf, um sein Zystoskop technisch zu verbessern. Die Zusammenarbeit verlief zunächst sehr gut. Am 9. Mai 1879 führte er schließlich sein erstes klinisch nutzbares Zystoskop der königlich-kaiserlichen Ärztegesellschaft vor und ließ es wenig später in Europa und den USA patentieren (European Museum of Urology).

Dieses Endoskop, das Nitze besonders für die Harnblase konstruierte, konnte allerdings auch für das Rektum, die Vagina sowie den Larynx und Ösophagus (siehe Abb. 1.2) verwendet werden. Im Prinzip war es ein Metallrohr mit einem sehr schmalen Durchmesser von wenigen Millimetern. Ein galvanisch-glühender Platindraht war dabei die distale Lichtquelle, die deutlich besser und heller war als bei früheren Endoskopen. Ein Problem sollte dabei die produzierte Hitze darstellen. Nitze konstruierte dafür ein Wasserkühlsystem, sodass der heiße Platindraht durch eine kontinuierliche Zirkulation von Wasser gekühlt wurde und so vor Verbrennungen bestmöglich schützte. Außerdem wurden mehrere kleine Linsen in diesem Endoskop verbaut, sodass ein vergrößertes Bild entstand. Es war selbsterklärend, dass Untersuchungen mit diesem Instrument sehr schwerfällig und umständlich waren.

Erst 1886 konnte diese sehr aufwendige Beleuchtung durch die Erfindung der Glühbirne geändert werden. Nitze modifizierte sein Endoskop und ersetzte den Platindraht durch eine kleines Edison Mignonlämpchen (siehe Abb. 1.3) (Berci & Forde 2000).

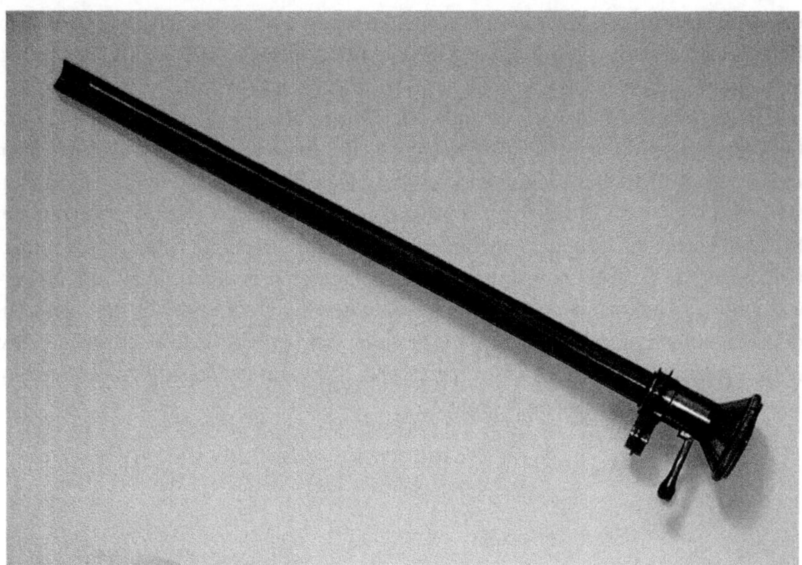

Abb. 1.2 Ösophagoskop (hergestellt von Josef Leiter 1881) bestehend aus Endoskoprohr, Beleuchtungseinrichtung (Stab) mit Platinglühdraht und Wasserkühlung. © Nitze-Leiter-Forschungsgesellschaft für Endoskopie. Mit freundlicher Genehmigung

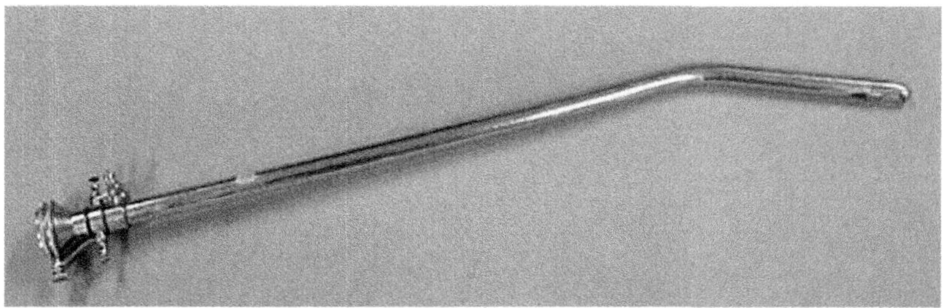

Abb. 1.3 Starres Gastroskop mit Mignonlämpchen und Anschlussstellen für Wasserspülung, elektrische Leitungen und Luft. © Nitze-Leiter-Forschungsgesellschaft für Endoskopie. Mit freundlicher Genehmigung

Das zunächst freundschaftliche Verhältnis zwischen Nitze und Leiter wurde durch unterschiedliche Prioritäten zerrüttet, wodurch es in der Folge zu schweren Konflikten beider Parteien kam. Ein Patentkrieg zwischen den Parteien sollte diese Situation noch verschlechtern. In den darauffolgenden Jahren zog sich Nitze immer weiter zurück, kritisierte seine Kollegen scharf und praktizierte wieder in Berlin an einer privaten urologischen Klinik. Am 22. Februar 1906 erlitt Nitze einen Schlaganfall und verstarb einen Tag später (European Museum of Urology).

Die Erfindung brachte bedeutende Fortschritte für die endoskopische Diagnostik. Durch den Einsatz einer elektrischen Lichtquelle war kein reflektiertes Licht mehr erforderlich. Die Lichtintensität blieb auch bei größerer Eindringtiefe konstant und konnte bei Bedarf verstärkt werden. Das früher verwendete Kerzenlicht hat, im Gegensatz dazu, bei zunehmender Tiefe und Anzahl der Spiegel an Helligkeit verloren. Vergrößerungslinsen ermöglichten eine deutlich detailliertere Darstellung des Untersuchungsbereichs sowie eine Erweiterung des Sichtfeldes. Zudem erlaubten unterschiedlich große Prismen eine präzise Bildwiedergabe selbst bei geknicktem Verlauf des Instruments und erschwertem Zugang zu bestimmten Körperregionen (Dr. Johann Mikulicz).

Vom starren zum flexiblen Endoskop 2

Die Entwicklung der flexiblen Endoskopie markiert einen bedeutenden Wendepunkt in der Geschichte der Endoskopie. Nach Jahrzehnten, in denen starre Röhre und begrenzt bewegliche Instrumente den klinischen Alltag dominierten, führten technische Innovationen in der ersten Hälfte des 20. Jahrhunderts zu entscheidenden Fortschritten. Ein bedeutender Fortschritt gegenüber starren Instrumenten gelang bereits Rudolf Schindler, der in den 1930er-Jahren ein semiflexibles Endoskop entwickelte. Technische Erneuerungen, wie die biegsame Endoskopspitze, integrierte Lichtquellen und eine verbesserte Optik, führten zu präziseren endoskopischen Untersuchungen und reduzierten toten Winkeln (Zhang & Ross 2017).

Mit der Integration von Biopsieinstrumenten ab den späten 1940er-Jahren wurde der Übergang von rein diagnostischen zu interventionellen Verfahren eingeleitet. Edward B. Benedicts Operationsgastroskop ermöglichte erstmals eine gezielte Gewebeentnahme. Obwohl technische Einschränkungen und Debatten über ihren routinemäßigen Einsatz anhielten, wurde die Biopsie zunehmend als essenzieller Bestandteil der Diagnostik anerkannt (Edmonson 1991).

Ein bedeutender Meilenstein in der Dokumentation und Lehre der Endoskopie gelang in den 1930er-Jahren, als sich die ersten Farbfotografien auch in der Endoskopie etablierten. Durch die Zusammenarbeit medizinischer Pioniere mit Industrieunternehmen konnten wesentliche Fortschritte erzielt werden. Die Einführung von synchronisiertem Licht- und Kamerasystem ermöglichte letztlich eine klinisch verwertbare Aufnahme und Bilddokumentation (Edmonson 1991).

Die Erfindung der Glasfasertechnologie ab den 1950er-Jahren revolutionierte die Endoskopie. Im Vergleich zu semiflexiblen Modellen ermöglicht die Glasfaserendoskopie eine deutlich höhere Flexibilität und bessere Bildqualität. Bereits 1957 entwickelte Basil Hirschowitz das erste voll funktionsfähige flexible Endoskop auf

© Der/die Autor(en), exklusiv lizenziert an Springer-Verlag GmbH, DE, ein Teil von Springer Nature 2026
M. Moser, *Geschichte der Koloskopie*, essentials,
https://doi.org/10.1007/978-3-662-72877-2_2

Basis der Glasfasertechnologie. Trotz anfänglicher technischer Schwächen setzte sich das Instrument aufgrund seiner Überlegenheit gegenüber bestehenden Geräten durch. In Zusammenarbeit mit einigen Unternehmen wurde das Gerät kontinuierlich weiterentwickelt. Die flexible Glasfaserendoskopie erlaubt neue diagnostische und therapeutische Einsatzgebiete und legt die Grundlage für die heutige moderne Endoskopie (Achord & Muthusamy 2019; Wilcox & Elson 2013).

2.1   Semiflexible Endoskope

In den 1930er-Jahren begann eine Zeit, in der sich aus den zunächst starren Röhren semiflexible Endoskope entwickelten. Rudolf Schindler war zu dieser Zeit eine zentrale Figur. Das erste flexible Ösophagoskop wurde allerdings bereits 1898 von Kelling beschrieben. Das untere Drittel seines Endoskops konnte bis zu einem Winkel von 45° gebogen werden (Zhang & Ross 2017).

Ein bedeutender Durchbruch erfolgte 1932, als Schindler sein erstes semiflexibles Gastroskop (siehe Abb. 2.1) entwickelte. Das Instrument bestand aus einer spiralförmigen Bronzehülle in der distalen Hälfte, die mit einer schützenden Gummibeschichtung versehen war. Entscheidend für sein Endoskop war jedoch die Erkenntnis, dass ein mit dicken Linsen und kurzen Brennweiten gefülltes Rohr das Bild in mehrere Ebenen biegen ließ, ohne es verzerrt erscheinen zu lassen. Weitere vier Jahre später veröffentlichte Schindler eine überarbeitete Version, die mit einer elektrischen Lichtquelle ausgestattet war. Der maximale Biegewinkel war allerdings auf 30° begrenzt, da bei größeren Winkel die Bildübertragung eingeschränkt wurde und somit erhebliche „tote Winkel" entstanden (Zhang & Ross 2017).

In den darauffolgenden Jahren haben vor allem amerikanische Hersteller maßgeblichen Beitrag zur Weiterentwicklung der Endoskope geleistet. William J. Cameron beispielsweise entwickelte das „Omni-Angle"-Gastroskop, das einen klappbaren Spiegel am Ende des Instruments besaß. Dies führte zu einer Sichtzunahme, ohne das Endoskop bewegen zu müssen. Donald T. Chamberlin wiederum entwickelte eine steuerbare Spitze, die zur Reduktion des zuvor bestehenden toten Winkels führte und eine deutlich genauere Untersuchung erlaubte (Zhang & Ross 2017).

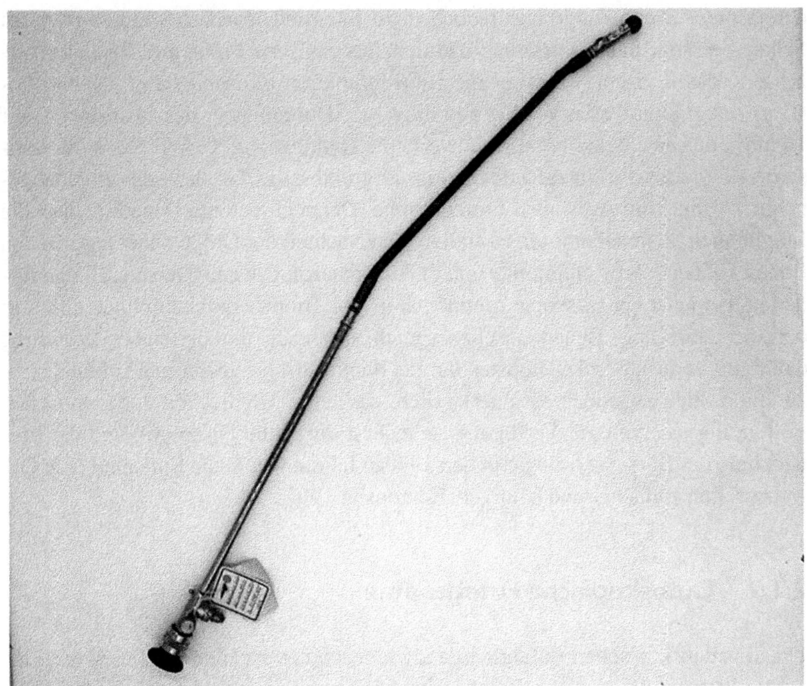

Abb. 2.1 Halbflexibles Gastroskop nach WOLF-SCHINDLER, circa 1955 hergestellt. © Nitze-Leiter-Forschungsgesellschaft für Endoskopie. Mit freundlicher Genehmigung

2.1.1 Entwicklung von Biopsie und operativen Endoskopen

Bis zum Ende der 1940er-Jahren waren Schleimhautauffälligkeiten in endoskopischen Bildern nur offen chirurgisch entfernbar. Ziel war es, visuelle oder röntgenologische Befunde durch Gewebeproben aus der Magenschleimhaut direkt in der Gastroskopie zu sichern. 1948 entwickelte Edward B. Benedict das erste Operationsgastroskop, ein Gerät, das sowohl Biopsiezange als auch Absaugkanal integrierte. Kurz darauf schlugen I. J. Wood und J. Tomenius eine einfachere Methode vor, bei der die Biopsie nur durch einen Absaugschlauch erfolgte, wobei sich diese Technik nicht durchsetzen konnte. Benedicts Gastroskop blieb bis in die 1960er-Jahre das bevorzugte, wenn auch selten eingesetzte Instrument. Die Grundidee war allerdings nicht neu. Schon 1940 hatte Bruce Kenamore eine Biopsiezange entworfen, die mit dem halbflexiblen Schindler-Gastroskop verwendet werden konnte. Diese Zange war jedoch nicht integriert, sondern wurde außen am Schaft befestigt und verursachte dadurch mechanische Probleme. Benedict verbesserte das Konzept, indem er die Biopsiefunktion in das Gehäuse des Gastroskops integrierte. Dadurch stieg allerdings der Durchmesser des Instruments auf 14 mm und seine ovale Form erschwerte die Handhabung. C. Wilmer Wirts kritisierte 1950, dass die Nutzung des Geräts aufgrund seiner Größe und Form unangenehm sei und zum Aufstoßen führen könne. Dennoch betonte Benedict, dass die Möglichkeit, klare Diagnosen zu stellen, den Nachteil der Größe überwiege. In den frühen 1950er-Jahren entbrannte unter Gastroenterologen eine Debatte. Einige forderten, bei jeder Gastroskopie routinemäßig eine Biopsie durchzuführen, alles andere sei fahrlässig. Benedict selbst sprach sich nach umfangreicher Erfahrung dafür aus, endoskopische Biopsien nur bei diagnostisch schwierigen Fällen durchzuführen, hielt es jedoch für unerlässlich, dass eine Möglichkeit zur bioptischen Entfernung jederzeit zur Verfügung steht. Erst durch die Faseroptik und die Entwicklung der Bürstenzytologie in den 1970er-Jahren wurde die Entnahme von Gewebeproben einfacher und häufiger (Edmonson 1991).

2.1.2 Endoskopische Fotographie

Um die endoskopischen Befunde irgendwie festhalten zu können, war es von großer Bedeutung, die zu dieser Zeit bereits erfundene Fotographie auch in die Endoskopie zu integrieren. Besonders in der Schindler-Ära um das Jahr 1937 gelangen die ersten brauchbaren Farbfotos aus dem Magen. Die frühesten Versuche datieren sogar auf 1898, als Lange und Meltzung eine kleine Kamera in den Magen einführten. Allerdings haben sich externe Kameras längerfristig durchgesetzt (siehe Abb. 2.2). Die ersten erfolgreichen Aufnahmen durch das Gastroskop gelangen 1937 Henning und Keilhack bei Tierversuchen. Eine echte klinische Anwendung kam erst nach 1948. Harry L. Segal und James S. Watson von der University of Rochester entwickelten ein System, mit dem Farbfotos mit einem halbflexiblen Gastroskop aufgenommen werden konnten. Ihre Arbeit wurde zum einen durch die Entwicklung des Wolf-Schindler-Gastroskops, und zum anderen durch den technischen Fortschritt in der Farbfotografie inspiriert. Unterstützung erhielten sie von namhaften Firmen wie Carl Zeiss, Eastman Kodak und Bausch & Lomb, die die Lichttechnik und Bildqualität optimierten. Ein synchronisiertes System sorgte dafür, dass Lichtquelle, Prisma und Kameraauslöser perfekt aufeinander abgestimmt waren. Mit dieser Innovation erzielten Segal und Watson in 61 % der Aufnahmen eine gute Farbwiedergabe, ein Meilenstein in der medizinischen Dokumentation der Endoskopie (Edmonson 1991).

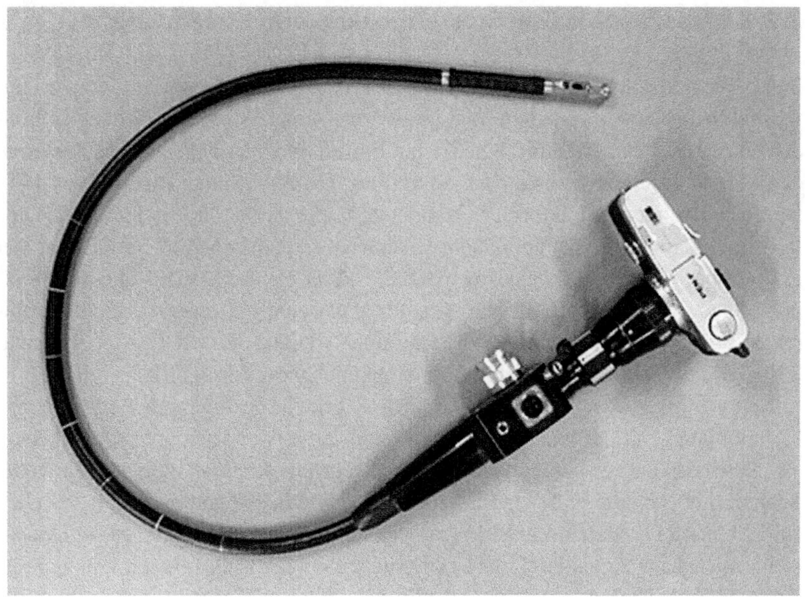

Abb. 2.2 Gastroskop mit Kamera der Firma Olympus, ca. 1966 in Tokyo hergestellt. © Nitze-Leiter-Forschungsgesellschaft für Endoskopie. Mit freundlicher Genehmigung

2.2   Entwicklung der Glasfaserendoskopie

Bis in die 1950er- Jahre war das Ziel noch nicht erreicht, ein vollständig flexibles gastrointestinales Endoskop mit guter Sichtqualität für den klinischen Einsatz zu entwickeln. Die halbflexiblen Endoskope mit Biopsiefunktion erfüllten zwar die meisten medizinischen Anforderungen, dennoch hatten sie noch einige Schwierigkeiten in der Handhabung und dem eingeschränkten Sichtfeld zu überwinden. Selbst nach der Einführung der hochflexbilen Glasfaserendoskopie waren die früheren semiflexiblen Modelle nicht sofort aufgegeben. Die Entwicklung der Faseroptik-Technologie und ihre Anwendung revolutionierte die Endoskopie jedoch enorm. Sowohl die diagnostischen als auch therapeutischen Möglichkeiten wurden maßgeblich erweitert. Es war ein bedeutender Wendepunkt in der Weiterentwicklung der Endoskopie (Achord & Muthusamy 2019).

2.2.1 Das flexible Glasfaserendoskop von Hirschowitz

Basil Isaac Hirschowitz wurde 1925 in Südafrika geboren. Er studierte an der Universität Witwatersrand Medizin und absolvierte seine Facharztausbildung in London. Bevor er sich näher mit dem Thema Endoskopie beschäftigte, forschte er an der Magenphysiologie sowie der Sekretion von Pepsin und Pepsinogen. 1959 wurde er Gründungsdirektor der Gastroenterologie an der University of Alabama in Birmingham. Neben seiner bahnbrechenden technischen Weiterentwicklung der Endoskopie forschte er lebenslang an der Physiologie des Magens und veröffentlichte über 350 wissenschaftliche Arbeiten. Für seine Leistungen erhielt er zahlreiche Auszeichnungen, darunter die Schindler-Medaile der ASGE. Am 19. Januar 2013 verstarb Basil Hirschowitz in Alabama (Wilcox & Elson 2013).

Schon im Oktober 1930 hatte Lamm das Prinzip der internen Reflexion von Licht entlang eines Leitungsweges angewandt. Er verwendete dünne Quarzfasern, aus denen das Licht austrat und das Bild beleuchtete. Lamm konnte jedoch weder Schindler noch andere für seine Bemühungen überzeugen und dies führte folglich zum Abbruch des Experiments. Im Jahr 1954, also 24 Jahre später, reiste Hirschowitz mit einem Stipendium der Universität Michigan nach London, um sich die Arbeiten von Hopkins und Kapany über Glasfaser anzusehen. Diese lobten die Leistungen von Lamm sehr. Hirschowitz war überzeugt, dass dieses Prinzip genutzt werden kann, um völlig neue und bessere Endoskope zu entwickeln. Mit seinem Doktoranden Curtiss entwickelte er eine Methode, Glasfasern mit einer Schicht aus Glas mit unterschiedlicher optischer Dichte zu überziehen. Das verhinderte den Lichtverlust sowie die Verschlechterung des Bildes, was eine entscheidende Entdeckung war, um das Prinzip der Glasfaseroptik für die Endoskopie praktikabel zu machen (Achord & Muthusamy 2019).

Sein erstes faseroptisches Endoskop stellte Hirschowitz 1957 vor und veröffentlichte seine Forschungsergebnisse ein Jahr später. Die Reaktionen waren zunächst verhalten. Nach intensiver Zusammenarbeit mit der Firma ACMI (American Cystoscope Makers Inc.) dauerte es weitere drei Jahre, bis ein marktreifes Modell entwickelt wurde (siehe Abb. 2.3). Dieses Endoskop zeichnete sich durch große Flexibilität aus und besaß eine seitliche Optik. Es war mit einer elektrischen Lichtquelle an der Spitze, einem Luftkanal sowie einer einstellbaren Fokussierlinse ausgestattet. Obwohl einige Kritiker die Qualität des Bildes bemängelten, waren die Experten überzeugt, dass die Größe sowie Helligkeit des Bildes dem bisherigen semiflexiblen Endoskop überlegen war. Die erste kommerzielle Version des Glasfaserendoskops kam Ende 1960 auf den Markt. Zunächst testete Hirschowitz an sich selbst und anschließend an zahlreichen weiteren Patienten. Zwei Jahre später

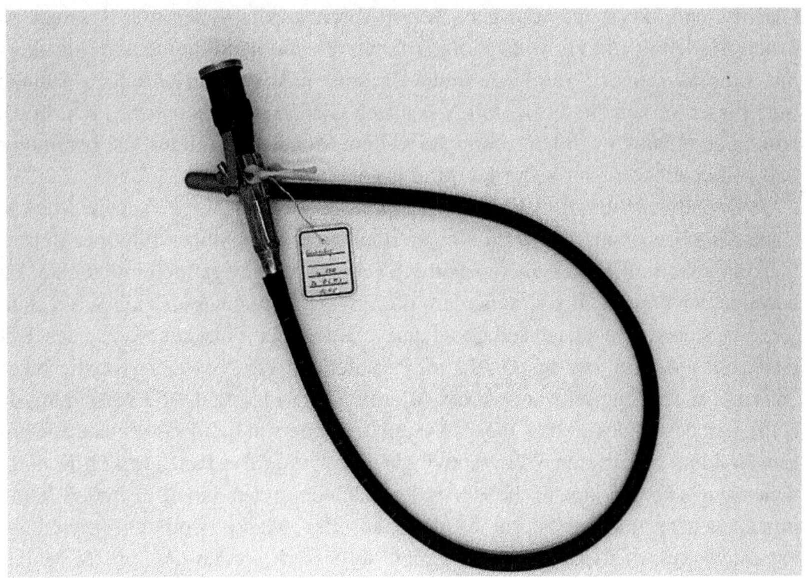

Abb. 2.3 Flexibles Gastroduodenoskop vom Hersteller A.C.M.I (Erfinder Hirschowitz), Optik und Beleuchtung durch Glasfaser, 1965 hergestellt. © Nitze-Leiter-Forschungsgesellschaft für Endoskopie. Mit freundlicher Genehmigung

wurde es an der Emory University Clinic vom dortigen Gastroenterologen Schroder eingesetzt, der vollauf begeistert war von dem Produkt (Achord & Muthusamy 2019).

Trotz seiner Innovation war das neue Glasfaserendoskop nicht ohne Schwächen. Die Lichtquelle an der Spitze wurde während der Untersuchung teilweise so heiß, dass die Magenschleimhaut beschädigt wurde, wenn das Endoskop nicht kontinuierlich bewegt wurde. Außerdem lagerten sich während der Eingriffe Proteine aus dem Magensaft auf der Lichtquelle und dem Sichtfenster ab, was die Linse völlig verdeckte. Des Weiteren wurde dokumentiert, dass durch gehäufte Nutzung einzelne Glasfasern brachen, wodurch kleine schwarze Flecken im Sichtfeld entstanden. Ein weiterer Kritikpunkt war, dass man durch das seitlich ausgerichtete Objektiv das Endoskop blind durch den Rachen einführen musste. Außerdem war durch die hohe Flexibilität die Einführung sowie Handhabung anfangs teils schwierig (Achord & Muthusamy 2019).

Viele Ärzte waren anfangs skeptisch, ob sich die zusätzlichen Kosten für den Austausch bewährter, seit Jahren genutzter Instrumente durch die neuen

Glasfaserendoskope rechtfertigen. Selbst Verantwortliche der ACMI sahen die neuen Modelle nicht als vollständigen Ersatz für die herkömmlichen Endoskope mit Linsensystemen. Vergleichsstudien sowie praktische Erfahrungen konnten trotz dieser Vorbehalte die Vorteile der neuen Glasfaserendoskope belegen. In den kommenden Jahren wurden zahlreiche weitere Modelle eingeführt, die kontinuierlich verbessert wurden (Achord & Muthusamy 2019).

1970 entwickelte LoPresti gemeinsam mit ACMI das längere Panview Mark 87 Gastroösophagoskop, das durch eine vierfach steuerbare Spitze mit einer Beweglichkeit von bis zu 180 Grad eine deutlich verbesserte Navigation ermöglichte. Ein bedeutender Fortschritt war außerdem die Entwicklung eines speziellen Teaching Head Systems. Ein Glasfaserbündel mit Lichtsplitter ermöglichte es, das Bild gleichzeitig an ein zweites Okular weiterzuleiten, was besonders für die medizinische Ausbildung relevant wurde. Allerdings verringerte diese Lichtleitung die Helligkeit des Bildes, sodass dieses System besonders in Lehrkrankenhäusern zum Einsatz kam. Mit diesen Weiterentwicklungen wurde das Panendoskop Realität. Amerikanische und japanische Hersteller brachten in den darauffolgenden Jahren immer neuere und erweiterte Modelle auf den Markt, wodurch sowohl der Patientenkomfort als auch die Sicherheit verbessert wurden (Achord & Muthusamy 2019).

Die Anfänge der Koloskopie 3

Die Untersuchung des unteren Gastrointestinaltrakts hat ihren Ursprung in einfachen analen und rektalen Spekula, wie sie in den Ruinen von Pompei gefunden wurden. Die größten Fortschritte im Bereich der Koloskopie erfolgten jedoch erst mit der Entwicklung der Sigmoidoskopie und durch technische Neuerungen bei den Endoskopen für den oberen Verdauungstrakt (Gangwani et al. 2023).

Das erste starre Sigmoidoskop wurde 1894 von Howard A. Kelly verwendet. Er benutzte dabei eine einfache Lampe, um das Licht von einem Kopfspiegel in ein Rohr zu reflektieren. Diese starren Instrumente (siehe Abb. 3.1) waren für die Untersuchung der ersten 20–25 cm des unteren Gastrointestinaltrakts vorgesehen. Je nach chirurgischem Fachwissen konnte man bis zur Milzflexur reichen, was jedoch für den Patienten sehr unangenehm war (Zhang & Ross 2017).

Der Radiologe Hoff beschrieb 1928 eine Technik, in der mit einem Gummischlauch das Zökum retrograd intubiert wurde. Durch die Injektion eines Kontrastmittels führte er unter Durchleuchtungskontrolle den Gummischlauch in den Blinddarm ein. Es wurde allerdings von Glück berichtet, dass in dieser Untersuchung die Milz- und Leberflexur ohne Perforation überwunden wurde. Auch zwei sizilianische Chirurgen namens Provenzale und Revignas berichteten über eine interessante Technik, um den Dickdarm untersuchen zu können. Der Patient musste dabei eine Fischleine mit einem kleinen Beutel Quecksilber schlucken. 3 Tage später war der Beutel im Rektum auffindbar. Diesen Beutel zogen sie ein paar Zentimeter heraus, entfernten ihn und befestigten ein Hirschowitz-Gastroskop an der Angelschnur. Mit dieser umgekehrten Technik konnte das Endoskop schließlich bis zum Blinddarm vorgezogen werden. Der mehrtägige Aufwand sowie die Quälerei für den Patienten ließen nicht viele Untersuchungen folgen (Berci & Forde 2000).

© Der/die Autor(en), exklusiv lizenziert an Springer-Verlag GmbH, DE, ein Teil von Springer Nature 2026

M. Moser, *Geschichte der Koloskopie*, essentials,
https://doi.org/10.1007/978-3-662-72877-2_3

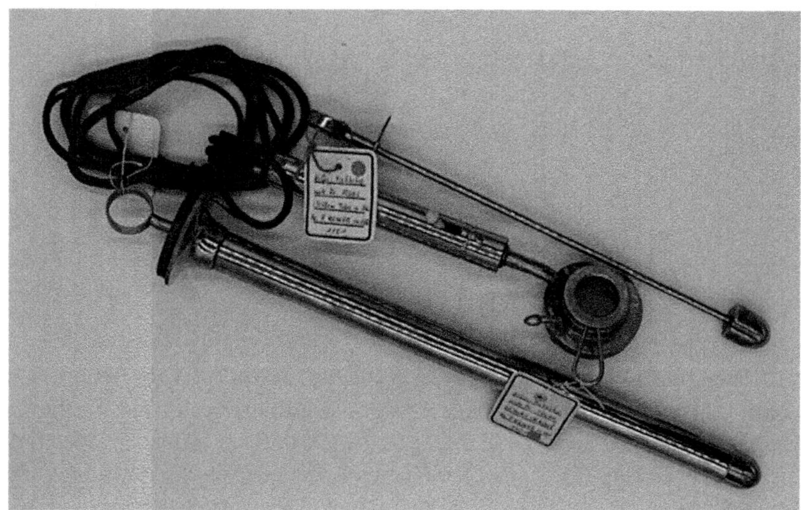

Abb. 3.1 Ein starres Kolpo-Proktoskop hergestellt durch Fa. F. REINER &Co. (1913). © Nitze-Leiter-Forschungsgesellschaft für Endoskopie. Mit freundlicher Genehmigung

Ab den 1960er-Jahren hielt die Glasfasertechnologie auch in der Sigmoidoskopie (siehe Abb. 3.2) und Koloskopie Einzug. Die ersten Prototypen wurden überwiegend in Japan entwickelt und auf den Markt gebracht. Einer der Pioniere war Robert Turell, der als einer der Ersten ein faseroptisches Beleuchtungssystem in ein starres Sigmoidoskop integrierte. Kurz darauf stellte Bergein Overholt ein flexibles, faseroptisches Sigmoidoskop vor, mit dem Ziel, den Komfort für die Patienten zu erhöhen. Dank der Biegsamkeit des Instruments gelang ihm ein tieferer Zugang, wodurch er große Abschnitte des Sigmas sowie des absteigenden Dickdarms untersuchen konnte (Zhang & Ross 2017).

Overholt stellte 1968 seine Ergebnisse zur flexiblen Sigmoidoskopie bei 250 Patient:innen vor. Obwohl die ersten flexiblen Sigmoidoskope in unterschiedlichen Längen gebaut wurden, setzte sich schließlich eine Standardlänge von 60 cm durch. Die Untersuchung von Darmabschnitten oberhalb des Sigmas stellte zusätzliche Herausforderungen dar. Insbesondere die vielen Krümmungen und Winkel, die nur mit sehr flexiblen Instrumenten und gut geschultem Personal zu bewältigen waren, stellten die Untersucher vor große Schwierigkeiten. Versuche, diese Abschnitte mit halbstarren Endoskopen zu erreichen, blieben erfolglos. Eine

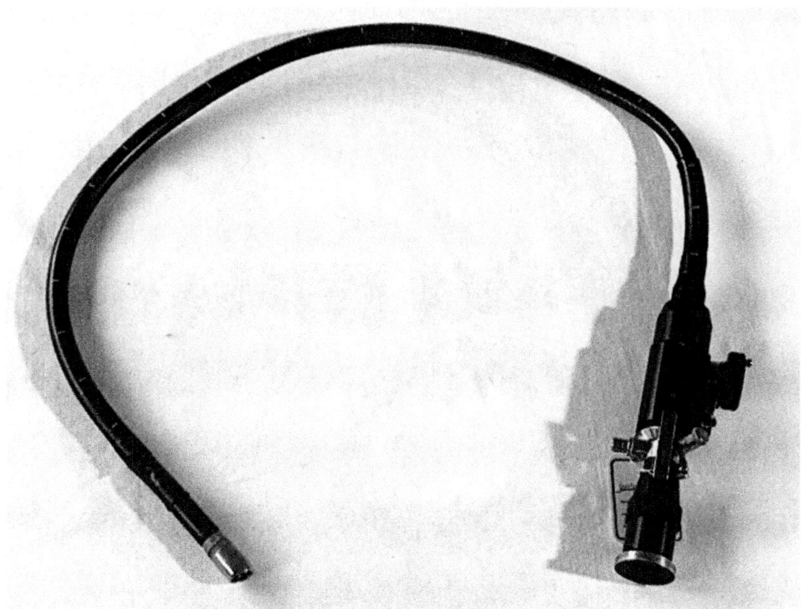

Abb. 3.2 Sigmoidoskop, schräge Optik, in einer Ebene abwinkelbar, Länge 80 cm, Durchmesser 14,5 cm (hergestellt von A.C.M.I., ca. 1970) © Nitze-Leiter-Forschungsgesellschaft für Endoskopie. Mit freundlicher Genehmigung

zufriedenstellende Untersuchung des gesamten Kolons war erst mit der Einführung des flexiblen Glasfaserendoskops möglich (Achord & Muthusamy 2019).

Ab 1970 begannen mehrere Hersteller mit der Entwicklung speziell für die Koloskopie konzipierter Geräte, darunter ACMI in Zusammenarbeit mit Overholt in den USA und die Olympus Corporation in Japan (siehe Abb. 3.3). Das Hauptproblem bei der vollständigen Untersuchung bis zum Zökum lag nun weniger in der Technik der Geräte als in der richtigen Anwendung. Der erfolgreiche Vorstoß in die weiter proximal gelegenen Darmabschnitte erforderte spezielle Techniken. Frühe Wegbereiter dieser Verfahren, die größtenteils bis heute Anwendung finden, waren unter anderem Overholt, Wolff, Shinya und Waye in den USA, Niwa in Japan, Salmon und Williams in Großbritannien sowie Dehyle in Deutschland. Viele dieser frühen Untersuchungen wurden noch unter Röntgendurchleuchtung durchgeführt, um schwierige Passagen besser zu bewältigen und die genaue Lage des Endoskops zu bestimmen. Mit zunehmender Erfahrung konnte jedoch auf Fluoroskopie verzichtet werden. Bereits 1971 war der diagnostische Vorteil der faseroptischen Ko-

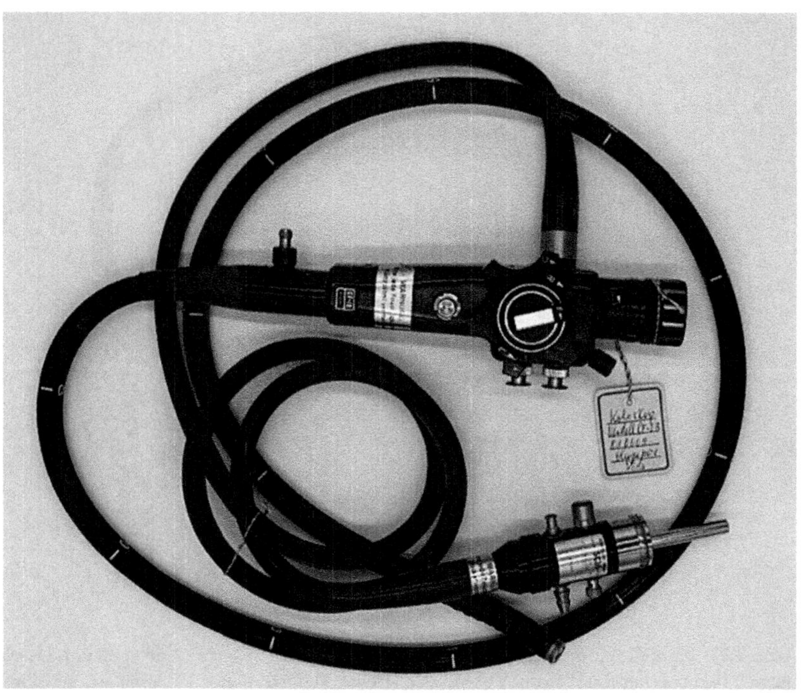

Abb. 3.3 Koloskop Olympus CF-IB, Arbeitslänge 1,3 m, 14 mm Durchmesser, in zwei Ebenen abwinkelbar (hergestellt 1977 in Tokio)

loskopie gegenüber dem einfachen Kontrastmittel-Einlaufverfahren sowie der starren Koloskopie wissenschaftlich belegt. Die Wirksamkeit und Sicherheit der endoskopischen Polypektomie wurde schließlich 1973 bestätigt (Achord & Muthusamy 2019).

3.1 William Wolff und Hiromi Shinya – Pioniere der Koloskopie

Im Jahr 1969 führten Wolff und Shinya eine der ersten modernen Koloskopien am Beth Israel Medical Center in New York durch. Dr. Shinya entwickelte zudem ein spezielles Drahtschlingen-Kautergerät, mit dem Polypen direkt während der Untersuchung entfernt werden konnten. Ein zweiter Eingriff war damit nicht mehr nötig. In den folgenden drei Jahren führten sie mit einem eigens entwickelten flexiblen faseroptischen Endoskop über 1600 diagnostische Koloskopien durch. Dieser Fortschritt markierte einen entscheidenden Meilenstein in der Geschichte der Koloskopie.

William Irwin Wolff wurde am 24. Oktober 1916 in New York geboren. Sein Vater war Jurist, seine Mutter unterrichtete Mathematik. Mit nur 16 Jahren begann er Medizin an der University of Maryland zu studieren, das er 1940 abschloss. Es folgten ein Praktikum und eine Facharztausbildung in Thoraxchirurgie an den Fakultäten von Cornell und Columbia University am Bellevue Hospital in Manhattan. 1946 setzte er nach einer 3- jährigen Auszeit in der US-Armee seine chirurgische Ausbildung fort und übernahm die Leitung der Thoraxchirurgie am Deshon Veterans Hospital in Pennsylvania. 1956 wurde er außerordentlicher Professor für klinische Chirurgie an der New York University School of Medicine. 1962 wurde er zum ersten hauptamtlichen Direktor der Chirurgie am Beth Israel Medical Center ernannt. Er verstarb am 20. August 2011 eines natürlichen Todes (Stafford 2011).

Hiromi Shinya war ein japanisch-amerikanischer Gastroenterologe und Mitbegründer der modernen Koloskopie. Geboren 1935 in Yanagawa (Japan) kam er 1963 nach New York und arbeitete am Beth Israel Medical Center. Gemeinsam mit William Wolff entwickelte er 1969 das erste flexible Koloskop und erfand die elektrochirurgische Polypektomie-Schlinge, mit der Polypen minimalinvasiv entfernt werden konnten. Diese Technik revolutionierte die Darmkrebsvorsorge und rettete Millionen Leben. Shinya war Professor für Chirurgie am Albert Einstein College of Medicine und leitete die Endoskopie am Beth Israel Hospital. Er war zudem Autor mehrerer medizinischer Werke. Dr. Shinya verstarb am 9. Dezember 2021 in Tokio im Alter von 86 Jahren an Herzversagen (*Nachruf auf Dr. Hiromi Shinya (2022) – New York, NY – New York Times* 2025).

3.2 Das flexible Glasfaserkoloskop

William Wolffs Idee war ebenso einfach wie bahnbrechend. Mithilfe einer winzigen Kamera und einer Drahtschlinge, montiert an einem langen, flexiblen Glasfaserschlauch, sollte der gesamte Dickdarm über den After untersucht werden. Ziel war es, potenziell krebsartige Polypen nicht nur zu erkennen, sondern direkt zu entfernen. Was heute selbstverständlich erscheint, bedeutete im Jahr 1969 einen radikalen Wandel in der Diagnose, Behandlung und Prävention von Darmkrebs. Zu jener Zeit wurden Darmpolypen meist nur entdeckt, wenn sie durch Blut im Stuhl auffielen oder per Röntgen sichtbar gemacht wurden. Ihre Entfernung erforderte entweder eine offene Bauchoperation oder mehrfach durchgeführte Barium-Einläufe. Wolff, damals Leiter der Chirurgie am Beth Israel Medical Center in

New York, und sein junger Kollege Hiromi Shinya, hielten ihre Methode für überlegen, stießen jedoch auf erheblichen Widerstand. Man sah die Ergebnisse als Zufallsprodukt und über angeblich katastrophale Zwischenfälle wurde berichtet. Bereits 1966 war Wolff bei einer Konferenz in Kopenhagen auf flexible Glasfaserendoskope zur Untersuchung des oberen Magen-Darm-Trakts aufmerksam geworden. Zur Weiterentwicklung einer ähnlichen Methode für den Dickdarm gewann er den aus Japan stammenden Shinya, der gerade seine Facharztausbildung abgeschlossen hatte. Shinya, der in New York praktizierte, erwarb großes Geschick in der Anwendung dieser Technik durch den gehäuften Einsatz der oralen Endoskopie. Shinyas erste Anwendungen erfolgten mit Ösophagoskopen von Olympus, die ursprünglich für die Speiseröhre entwickelt wurden. Diese reichten gerade einmal bis zur Milzflexur. Doch im Jahr 1969 entwickelte Olympus auf Anregung von Wolff und Shinya spezielle Koloskope und fügte später eine Elektroschlinge zur Polypenentfernung hinzu. Es war der Ursprung der heutigen modernen Koloskopie (Stafford 2011).

Ihre Ergebnisse beschrieben sie im Februar 1972 im „American Journal of Surgery" folgendermaßen:

Zwischen Juni 1969 und Mai 1971 wurden am Beth Israel Medical Center in New York City insgesamt 410 Koloskopien durchgeführt. Die Patienten waren zwischen 3 und 94 Jahren alt. Komplikationen traten in keinem der Fälle auf. Zum Einsatz kamen zwei Modelle des faseroptischen Koloskops von Olympus mit einer Länge von 86,5 cm sowie 186,5 cm (heute übliche Gerätelänge 130–160 cm). Beide Geräte waren mit Kanälen für Linsenspülung, Luftzufuhr und Absaugung ausgestattet. Darüber hinaus erlaubten sie die Entnahme von Gewebeproben und zytologischen Abstrichen auf jeder erreichbaren Tiefenstufe. Das kürzere Modell konnte in den meisten Fällen das Colon descendens, bei etwa 60 % der Patienten auch die Milzflexur erreichen (abhängig von Anatomie und Beweglichkeit des Sigmas). Mit dem längeren Koloskop gelang es in rund 70 % der Fälle das mittlere Colon transversum zu erreichen, und in etwa 60 % auch das Colon ascendens. Die Erfolgsraten verbesserten sich mit wachsender Erfahrung. Bemerkenswert ist, dass das terminale Ileum über die Ileozökalklappe problemlos ohne Führungsdraht erreicht werden konnte. Die Untersuchungen erfolgten überwiegend ambulant. Die Patienten erhielten am Vortag eine Flüssigdiät und nahmen 30–45 ml Rizinusöl ein. Eine Sedierung war in der Regel nicht erforderlich. Die meisten Eingriffe fanden in der Endoskopieabteilung statt, während die Patienten bequem in linker Seitenlage positioniert waren. In bestimmten Fällen, etwa bei Untersuchungen des Colon ascendens oder bei unklaren Röntgenbefunden, erfolgte der Eingriff unter Fluoroskopie im Röntgenraum. Diese Durchleuchtung ermöglichte es, den Verlauf des Koloskops genau zu verfolgen und mit auffälligen Arealen abzugleichen. Falls erforderlich, konnte zusätzlich Kontrastmittel über den Biopsiekanal eingebracht werden, um bestimmte Darmabschnitte, etwa Engstellen oder Fistelgänge, gezielt darzustellen, wenn ein vollständiges Passieren mit dem Koloskop nicht möglich war. Bei erschwerter Endoskopführung konnte zusätzlich durch Lageänderung des Patienten der Vorschub erleichtert werden (Wolff et al. 1972).

Die direkte Sichtuntersuchung des gesamten Dickdarms ist dank des faseroptischen Koloskops möglich. In allen 410 durchgeführten Untersuchungen traten keine Komplikationen auf, ein deutlicher Beleg für die Sicherheit des Verfahrens. Biopsien und zytologische Untersuchungen ließen sich unter direkter Sicht in allen erreichbaren Darmabschnitten durchführen. Bei unklaren Röntgenbefunden, etwa nach einem Barium-Einlauf, konnte die Koloskopie eine präzisere Diagnosestellung ermöglichen und in manchen Fällen sogar eine unnötige Operation vermeiden. Auch ein endoskopisches Polypektomie-Programm wurde erfolgreich etabliert, das die Entfernung von Polypen jenseits der Reichweite starrer Sigmoidoskope erlaubte. Auf diese Weise wurden 54 Polypen ohne jegliche Komplikationen entfernt. Die Koloskopie hat sich damit als wertvolles und sicheres Verfahren etabliert (Wolff et al. 1972).

3.3 Die Entwicklung der Darmreinigung

Eine adäquate Darmvorbereitung ist entscheidend für die Qualität einer Koloskopie, da unzureichende Reinigung mit einem erhöhten Risiko für das Übersehen von Adenomen und Karzinomen einhergeht. Studien zufolge ist in etwa 27 % der Fälle die Vorbereitung ungenügend. Die Methoden zur Darmreinigung vor koloskopischen Eingriffen haben sich im Laufe der Zeit erheblich verändert. Anfang des 20. Jahrhunderts wurden vor allem hochvolumige Einläufe, abführende Hausmittel wie Rizinusöl sowie klare Diäten eingesetzt. Diese Vorbereitungen waren oft mehrere Tage vorher nötig und beeinträchtigten die täglichen Aktivitäten der Patienten enorm. Zudem waren sie oft ineffektiv oder führten zu schweren Flüssigkeits- und Elektrolytstörungen. In einem nächsten Schritt kam das osmotisch wirksame Mannitol zum Einsatz, das gemeinsam mit klarer Flüssigkeitszufuhr eine effektive Reinigung versprach. Allerdings führte die bakterielle Fermentation von Mannitol im Kolon zur Bildung von entzündlichen Gasen, was insbesondere beim Einsatz von Elektrokoagulation zu gefährlichen Komplikationen führen konnte. Aus diesem Grund wurde Mannitol wieder aus dem klinischen Alltag entfernt. In den 1980er-Jahren markierte die Einführung der osmotisch wirksamen Polyethylenglykol (PEG)- Lösung mit Elektrolyten einen bedeutenden Fortschritt. Sie ermöglichte eine effektivere und sicherere Darmreinigung mit reduziertem Flüssigkeitsverlust. In den darauffolgenden Jahren wurden PEG-Präparate weiter optimiert, unter anderem durch die Kombination mit Ascorbinsäure oder der Reduktion des erforderlichen Trinkvolumens zur Steigerung der Compliance. Parallel dazu kamen Alternativen wie Natriumpicosulfat-Magnesiumcitrat und Natriumphosphat zum Einsatz, wobei Letzteres aufgrund potenzieller Nebenwirkungen, insbesondere im Hinblick auf renale Komplikationen, heute nur noch eingeschränkt empfohlen wird. Die österreichische Gesellschaft für Gastroenterologie und Hepatologie (ÖGGH) empfiehlt heute die sogenannte „Split-Dose"-Strategie. Dabei wird die erste Hälfte des Abführmittels am Vorabend und die zweite am Untersuchungstag verabreicht. Ist die Untersuchung erst am Nachmittag, so sollen die Präparate am frühen Morgen sowie Mittag eingenommen werden. Dieses Vorgehen verbessert nicht nur die Reinigungsqualität, sondern auch die Verträglichkeit, da Nebenwirkungen wie Übelkeit und Erbrechen seltener auftreten. Zusätzlich wird eine ballaststoffarme Diät am Vortag sowie einen maximal 5-stündigen Abstand zwischen der letzten Einnahme des Abführmittels und dem Untersuchungsbeginn empfohlen. Die geläufigsten Präparate sind „KleanPrep" (PEG), „MOVIPREP" (PEG+Vitamin C+ Natriumsulfat) sowie „CitraFleet" (Natriumpicosulfat) (Adamcewicz et al. 2011; Hinterberger).

Technologische Innovationen in der Koloskopie

4

Die technisch anspruchsvolle Durchführung einer vollständigen Koloskopie stellt auch für erfahrene Untersuchende bei etwa 10–20 % der Patienten eine Herausforderung dar. Ein Hauptgrund dafür ist die Schleifenbildung in einem langgestreckten oder besonders mobilen Kolon, wie beispielsweise dem Sigma. Dadurch wurde zu Beginn der Koloskopieentwicklung häufig auf fluoroskopische Bildgebung zurückgegriffen, um die Position des Endoskops genauer zu detektieren und Anpassungen bei Schwierigkeiten durchzuführen. Hohe Gerätekosten inklusiver teurer Bleischutzausrüstung, ionisierende Strahlung sowie die eingeschränkte zweidimensionale Darstellung haben die Fluoroskopie immer weiter in den Hintergrund gestellt. Neue technische Innovationen haben dafür gesorgt, die Einführzeiten zu reduzieren und die Intubationsrate ins Zökum sowie den Patientenkomfort zu erhöhen (Brown & Saunders 2005).

4.1 Responsive Insertion Technology

Ein bedeutender technologischer Fortschritt in der Koloskopie ist die Einführung der sogenannten Responsive Insertion Technology (RIT) durch Olympus im Rahmen der EVIS EXERA III 190-Serie. Diese Innovation kombiniert drei zentrale Komponenten: verstellbare Steifigkeit, passive Biegung und hochpräzise Kraftübertragung (Affronti & Lake 2018).

Verstellbare Steifigkeit: Durch das Drehen an einem Stellrad kann die Flexibilität des Endoskopschafts variabel verändert werden. Das Funktionsprinzip beruht auf einem drahtgeführten Spiralsystem, bei dem durch Anspannung eine Versteifung erreicht wird, während Lockerung zu erhöhter Biegsamkeit führt. Etwa 30 cm

M. Moser, *Geschichte der Koloskopie*, essentials,
https://doi.org/10.1007/978-3-662-72877-2_4

25

vor der Spitze des Endoskops endet die regulierbare Zone, sodass der distale Bereich flexibel bleibt. Studien zeigen teils widersprüchliche Ergebnisse zur Effektivität, wobei Vorteile insbesondere bei Kombination mit anderen RIT-Komponenten deutlich werden (Affronti & Lake 2018).

Passive Biegung: Diese Technologie befindet sich im distalen Bereich nahe der Biegesektion. Anders als die aktiv steuerbaren Teile des Endoskops, reagiert dieser Abschnitt passiv auf äußere Kräfte. Das Vorschieben des Geräts wird somit unterstützt, indem der Anpressdruck auf die Darmwand minimiert wird und so die Bewegung der Endoskopspitze erleichtert. Die Passage durch anatomisch herausfordernde Darmabschnitte kann dadurch erheblich verbessert werden (Affronti & Lake 2018).

Hochpräzise Kraftübertragung: Das Koloskop besitzt einen dreischichtigen Aufbau, bestehend aus einem inneren flexiblen Metallrohr, einem Drahtgeflecht sowie einer äußeren Schicht aus Polymerharz. Diese Eigenschaften wurden so angepasst, dass vom Untersucher ausgeübte Kräfte effizient an das distale Ende übertragen werden. Selbst bei Schleifenbildung bleibt so eine kontrollierte Manipulation der Endoskopspitze möglich. Einige Studien unterstrichen die Vorteile dieser neuen Innovation, indem die Zeit bis zur Zökumeinführung verringert sowie der Patientenkomfort signifikant verbessert wurden (Affronti & Lake 2018).

Zusammenfassend zielt die Responsive Insertion Technology darauf ab, sowohl die Handhabung des Endoskops als auch dessen Vorschubverhalten zu optimieren. Die Steuerbarkeit des Geräts kann dadurch verbessert werden, was die Navigation durch das Kolon erleichtert und dem Untersucher mehr Kontrolle während der Einführung bietet. Endoskope mit dieser neuen Technologie ermöglichen neuesten Studien zufolge nicht nur eine effizientere Zökumintubation bei verkürzter Zeit, sondern verringern auch das Unbehagen der Patienten deutlich (Pasternak et al. 2017).

4.2   Magnetic Endoscopic imaging

Ein alternatives Verfahren zur oben bereits erwähnten Fluoroskopie stellt das sogenannte Magnetic Endoscope Imaging (MEI) dar. Dabei handelt es sich um ein System, das durch den Einbau von Elektromagneten in den Endoskopieschaft und externer Sensorspulen in der Lage ist, die dreidimensionale Form und Position des Koloskops in Echtzeit darzustellen. Die exakte Lage wird mithilfe eines schwachen Magnetfelds bestimmt, dessen Stärke mit zunehmender Entfernung zur Quelle abnimmt. Ein Algorithmus berechnet daraus den Ort im Raum (Brown & Saunders 2005).

2002 hat Olympus dieses MEI-System unter dem Namen „Scope Guide" auf den Markt gebracht. Die Sensorspule befindet sich seitlich des Patienten, während die Darstellung der Endoskopposition auf einem zusätzlich installierten Bildschirm erfolgt, der sich in direkter Nähe zum Endoskopie-Monitor befindet. So kann ein kontinuierliches Echtzeitbild der Positionierung des Koloskops generiert werden, ohne das Röntgenstrahlung verwendet werden muss. Ein großer Nutzen hat diese Anwendung besonders in der Ausbildung, da unerfahrene Untersucher durch die kontinuierliche visuelle Rückmeldung ein besseres Verständnis für Schleifenmechanismen und optimale Handhabung des Koloskops entwickeln können. Studien zufolge konnte dadurch besonders bei unerfahreneren Gastroenterologen die Einführzeit sowie die Anzahl notwendiger Begradigungsmanöver signifikant reduziert werden. Außerdem konnte die Zökum-Intubationsrate erhöht sowie die Schmerzen der Patienten gelindert werden (Brown & Saunders 2005; Tan et al. 2021).

Neuesten Studien zufolge hat der Einsatz des MEI-Systems verglichen zur Kontrollgruppe allerdings nur geringe Vorteile erwiesen. Einzig technisch anspruchsvolle Koloskopien sowie unerfahrene Untersucher können von dieser Innovation deutlich profitieren. Die erheblich höheren Kosten des MEI-Systems müssen jedoch sorgfältig gegen dessen potenziellen klinischen Nutzen abgewogen werden (Tan et al. 2021).

4.3   Wachsende Rolle der Koloskopie bei Interventionen

Das Einsatzspektrum der Koloskopie hat sich durch die technischen Innovationen deutlich über die reine Diagnostik hinaus erweitert. Die ersten Polypenentfernungen wurden bereits 1969 erstmals als therapeutische Interventionen mittels Drahtschlinge und Elektrokauter durchgeführt. Verschiedenste gastrointestinale Erkrankungen lassen sich durch technische Weiterentwicklungen des Koloskops behandeln. Die Lokalisierung und Stillung von Blutungen im unteren Gastrointestinaltrakt, die Entfernung von Fremdkörpern, die Erweiterung von Stenosen des Kolons sowie das Management von Perforationen des Dickdarms sind Beispiele für die breite Anzahl an Interventionen, die anhand der Koloskopie getätigt werden können (Gangwani et al. 2023).

Die Koloskopie ist insbesondere bei Blutungen im unteren Gastrointestinaltrakt das bevorzugte Verfahren zur medizinischen Behandlung. Dabei kommen unterschiedliche Methoden zum Einsatz, wie beispielsweise die Platzierung von Clips, thermische Koagulation oder Injektionen mit Adrenalin, um die Blutung effektiv zu kontrollieren. Abhängig von Ursache und Lokalisation der Blutung können diese Verfahren in Studien Erfolgsraten von bis zu 89 % hinsichtlich der Blutstillung erreichen (Gangwani et al. 2023).

Auch bei akuten Obstruktionen im Dickdarm kann eine endoskopische Behandlung erfolgen. Das Einsetzen selbstexpandierender Metallstents (SEMS), die Anlage von Entlastungstuben oder das partielle Entfernen von Tumorgewebe können dabei die Engstelle entlasten. Im Vergleich zu anderen Verfahren zeigt SEMS dabei höhere Erfolgsraten bei geringerer Komplikationsrate, besserer Symptomkontrolle und höherer Patientenzufriedenheit. Außerdem können Engstellen koloskopisch durch Ballondilatation oder elektrochirurgische Inzision therapiert werden. Auch wenn es häufig zu Rezidiven kommen kann, so zeigen Studien, dass es initial zu einer hohen Erfolgsrate bei geringen Komplikationen kommt (Gangwani et al. 2023).

Ohne detailliert in die interventionelle Koloskopie eingehen zu wollen, lässt sich schon erahnen, dass es mittlerweile ein breites Spektrum an Pathologien gibt, die sich anhand der Koloskopie therapieren lassen. Die technische Weiterentwicklung der Koloskopie führt dazu, dass endoskopische Interventionen immer häufiger invasive Operationen ersetzen werden (Gangwani et al. 2023).

4.4   Die Entwicklung der Videoendoskopie

Ende der 1960er-Jahre begann man mit der Entwicklung der Charge-Coupled Devices (CCD). Mit dieser Einführung eines „elektronischen Auges" konnte man Bilder an einen entfernten Fernsehmonitor übertragen, was sich später als bahnbrechend für die Entwicklung der Endoskopie herausstellte (Spurr 2018).

Bereits 1984, knapp 20 Jahre nach der Einführung des faseroptischen Endoskops, ersetzte das Unternehmen Welch Allyn, Inc. (Skaneateles Falls, New York) das klassische Glasfaserbild eines Koloskops durch einen lichtempfindlichen Computerchip, ein sogenanntes Charge-Coupled Device (CCD). Das durch eine kleine Linse fokussierte Bild wurde damit digital erfasst.

Das elektronische Signal wurde an einen Videoprozessor weitergeleitet, der das Bild auf einem Monitor darstellte. Dieser Bildschirm bot zusätzlich Platz für eingetippte Informationen, etwa zu Datum, Uhrzeit, Patientendaten oder Befundnotizen. Die Bildauflösung entsprach mindestens der des Glasfaserendoskops. Die Grundmechanik des Endoskops blieb dabei unverändert. Das Glasfaserlichtbündel sowie Kanäle für Wasser, Absaugung und Biopsie wurden beibehalten, ebenso die Steuerung und Arretierung der beweglichen Spitze. Bis heute hat sich das Grundprinzip des Videoendoskops kaum verändert, lediglich die Bildqualität wurde durch vergrößerte Darstellungen und Einführung der HD-Technologie weiter

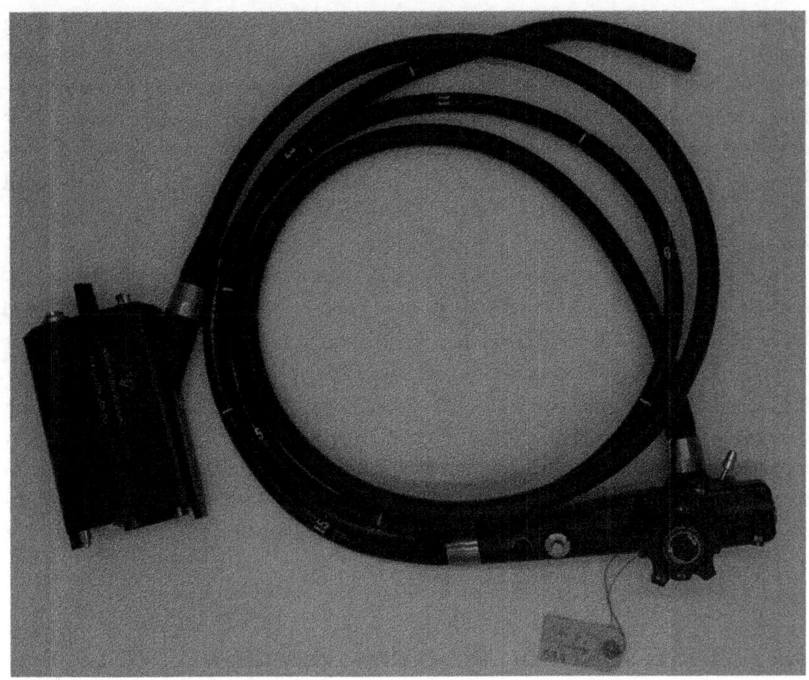

Abb. 4.1 Video-Koloskop, in zwei Ebenen abwinkelbar, 1,5 m Länge, 13 mm Durchmesser (Hersteller: Welch Allyn, ca. 1984). © Nitze-Leiter-Forschungsgesellschaft für Endoskopie. Mit freundlicher Genehmigung

verbessert (4 K wird erwartet). Seit der Einführung des ersten Videoendoskope durch Welch Allyn (siehe Abb. 4.1), das sich später aus dem Markt zurückzog, wird die Technologie heute hauptsächlich von Olympus, Pentax und Fujinon produziert und stetig weiterentwickelt. Sie wurde schnell auf alle Endoskopieformen übertragen, nicht nur in der Gastroenterologie, sondern auch in anderen medizinischen Fachbereichen (Achord & Muthusamy 2019).

Ein großer Vorteil elektronischer Endoskope liegt in der gemeinsamen Betrachtung und Speicherfähigkeit als Bild und Video. Nicht nur die untersuchende Person, sondern auch die Assistenzen, andere Ärzte, Studierende oder Personen in anderen Räumlichkeiten können das Verfahren live am Monitor mitverfolgen. Dies hat die Lehre und interdisziplinäre Kommunikation deutlich verbessert. Außerdem lassen sich die Eingriffe problemlos aufzeichnen und einzelne Bilder in hoher Qualität über angeschlossene Digitalsysteme direkt speichern. Für geübte

Gastroenterologen war keine wesentliche Umstellung der Technik nötig. Einzig die Umgewöhnung, nicht mehr durch ein Okular zu blicken, sondern die gesamte Untersuchung über einen Bildschirm zu steuern, stellte anfangs eine Herausforderung dar. Des Weiteren kann das Endoskop nun in Hüfthöhe gehalten werden, was die effektive Länge des Instruments vergrößert und die Bewegungsfreiheit verbessert. Zudem fördert dies eine ergonomischere Körperhaltung und trägt somit zur Reduktion von Rückenbeschwerden bei Untersuchenden bei (Achord & Muthusamy 2019).

Der hohe Preis der Videoendoskope stellt allerdings einen bedeutenden Nachteil dar. Während Glasfaserendoskope früher unter 6000 US-Dollar kosteten und keine weiteren Geräte erforderten, liegen moderne Videoendoskope bei über 50.000 US-Dollar. Heutzutage benötigt ein Arbeitsplatz in der Klinik zum nahtlosen Arbeiten 4 Endoskope (mit Prozessor, Monitor und Zubehör), wodurch mit ca. 300000 € kalkuliert wird. Dies führte anfangs zu viel Kritik und Skepsis, ob der technische Fortschritt den finanziellen Mehraufwand tatsächlich rechtfertige. In den darauffolgenden Jahren wurde allerdings schnell klar, dass die Videoendoskopie der herkömmlichen Glasfaserendoskopie deutlich überlegen war (Achord & Muthusamy 2019).

4.5   Die Entwicklung alternativer Verfahren

Ohne detailliert in alternativen Screeningvarianten zur Darmkrebsvorsorge eingehen zu wollen, so wird im folgenden überblicksmäßig die Kapselendoskopie sowie die virtuelle Koloskopie beschrieben, die eine herkömmliche endoskopische Untersuchung des unteren Gastrointestinaltrakts unterstützen. Auch wenn Studienergebnisse dieser neuen Technologien bereits beachtliche Erfolge hinsichtlich der Adenomdetektionsrate erzielen, so wird sie eine herkömmliche Vorsorgekoloskopie nicht vollständig ersetzen können (Shaukat & Levin 2022).

4.5.1   Kapselendoskopie

Im Jahr 2001 wurde die Kapselendoskopie offiziell in die klinische Praxis der Gastroenterologie eingeführt, nachdem sie sowohl die Zulassung durch die US-amerikanische FDA als auch die CE-Zertifizierung in Europa erhalten hatte. Grundlagen für dieses Verfahren reichen jedoch bis in die frühen 1980er-Jahre zurück (Adler 2017).

Der israelische Ingenieur Gavriel Iddan, tätig in der Forschungs- und Entwicklungsabteilung des Verteidigungsministeriums, begann während eines Sabbaticals im Jahr 1981 damit, sich intensiv mit medizinischer Bildgebung zu beschäftigen. Während eines Aufenthalts in Boston vertiefte er sein Wissen im Bereich Röntgen- und Ultraschalltechnik beim Unternehmen Elscint. Im Austausch mit dem ebenfalls in Boston forschenden Gastroenterologen Eitan Scapa wurde Iddan auf die begrenzten diagnostischen Möglichkeiten der damaligen Endoskopietechnologie im Dünndarm aufmerksam gemacht, ein bis dahin nur schwer zugänglicher Abschnitt des Gastrointestinaltrakts. Parallel dazu kamen Anfang der 1990er-Jahre miniaturisierte CCD-Kameras (Charge-Coupled Devices) auf den Markt. Iddan entwickelte ein System, das zunächst auf einem kabelgebundenen Aufbau basierte, doch die Länge des Dünndarms erwies sich als limitierender Faktor. Der entscheidende Impuls kam mit der Idee, das Kabel durch einen integrierten Sender zu ersetzen und die Kamera in einer Kapsel sich eigenständig durch den Verdauungstrakt bewegen zu lassen. Allerdings benötigte die CCD-Technologie einen hohen Energiebedarf, wodurch mit den Miniaturbatterien nur kurze Übertragungszeiten realisierbar waren. Weitere Herausforderungen betrafen die Bildqualität, die Sichtverhältnisse bei Verschmutzung sowie den zeitlichen Aufwand für die ärztliche Auswertung (Adler 2017).

Im Jahr 1993 entwickelte Iddan ein Konzept aus drei separaten Komponenten. Eine Kapsel mit Kamera und drahtloser Bildübertragung, ein am Körper befestigter Recorder mit Sensoren sowie eine Software, mit der die aufgenommenen Daten zu einem auswertbaren Untersuchungsprotokoll verarbeitet werden konnten. Durch einen Zufall konnte eine wichtige technische Hürde gelöst werden. Beim Lesen eines Fachartikels stieß Iddan auf die CMOS-Technologie (Complementary Metal-Oxide Semiconductor), die vom Ingenieur Eric Fossum als zukunftsweisende Alternative zur CCD-Technologie beschrieben wurde, da sie einen deutlich geringeren Energieverbrauch aufwies. Später unterstützte Fossum selbst das Entwicklerteam von Given Imaging, dem späteren Hersteller der Kapsel (Adler 2017).

Im Jahr 1994 traf Iddan auf Gavriel Meron, der sich dem Projekt anschloss. Er sicherte die Finanzierung und stellte ein interdisziplinäres Team aus erfahrenen Entwicklern zusammen, unter anderem aus dem Technion in Haifa. Der ursprüngliche Ansatz mit CCD-Technik wurde bald verworfen, da er zu viel Energie verbrauchte und die Kamera zu groß war. Stattdessen wurde ein eigenes CMOS-basiertes Kameramodul entwickelt, das durch eine neuartige Lichtquelle auf LED-Basis ergänzt wurde. Diese erlaubte präzises Lichtmanagement bei sehr geringem Stromverbrauch. Die finale Kapsel war ellipsoid geformt, wodurch Lichtreflexionen minimiert wurde. Gleichzeitig arbeitete der britische Arzt Paul Swain unabhängig an der drahtlosen Übertragung von Live-Bildern aus dem Verdauungstrakt.

Es gelang ihm, Live-Übertragungen aus dem Schweinemagen auf einen Bildschirm zu projizieren (Adler 2017).

Die internationale Zusammenarbeit wurde 1997 beim UEGW-Kongress (United European Gastroenerology Week) in Birmingham vertieft. Im Jänner 1999 präsentierte das Team von Given Imaging unter Leitung von Dr. Arkady Glukhovsky funktionstüchtige Prototypen. Im Oktober desselben Jahres fand die erste Kapselendoskopie an einem Menschen statt. Paul Swain selbst schluckte die Kapsel in der Praxis von Dr. Scapa in Tel Aviv. Als die Kapsel jedoch mehrere Stunden im Magen verblieb, wurde sie mithilfe eines Endoskops weiter in den Zwölffingerdarm bewegt. Im April 2002 fand schließlich die erste internationale Fachkonferenz zur Kapselendoskopie in Rom statt, bei der über 90 Ärzte aus 12 Ländern ihre ersten klinischen Erfahrungen teilten. Die ersten hochauflösenden Aufnahmen des Dünndarms wurden gezeigt, die bis dahin als unerreichbar galten. In den darauffolgenden Jahren stieg die Anzahl an Kapselendoskopien sowie wissenschaftlicher Publikationen zu dieser Thematik enorm an. Heute sind beispielweise mit der „PillCam" von „Medtronic", der „EndoCapsule" von „Olympus" sowie der „MiroCam" von „Intromedic" mehrere Modelle auf dem Markt. Im Jahr 2014 kam mit der „PillCam COLON" eine Kapsel auf den Markt, die für die Dickdarmdiagnostik eingesetzt werden kann. Die Sensitivität für Polypen liegt allerdings nur bei 60–70 %, wodurch diese Art der Diagnostik in Österreich nicht empfohlen wird (Adler 2017; Spurr 2018).

4.5.2 Virtuelle Koloskopie

Die Entwicklung der virtuellen Koloskopie in Form einer CT- oder MR-Kolonographie, stellt eine weitere alternative Variante zur optischen Koloskopie dar. Insbesondere bei unvollständiger endoskopischer Untersuchung, Kontraindikationen einer herkömmlichen Koloskopie, Ablehnungen des Patienten oder rein als opportunistische Darmkrebsvorsorge sind diese neuen Methoden zur Untersuchung des unteren Gastrointestinaltrakts sehr vielversprechend (springermedizin.de 2024a).

Bei der CT-Kolonographie wird nach einer angepassten Darmvorbereitung zwei Niedrigdosis-CT-Scans in zwei Patientenpositionen durchgeführt. Nach einer 2D- sowie 3D-Rekonstruktion können anschließend Polypen lokalisiert werden. Großer Vorteil dieser Methode ist, dass sie weniger invasiv ist, eine niedrigere Komplikationsrate aufweist sowie keine Sedierung erfordert. Allerdings sind ähnliche Darmvorbereitungen wie bei der optischen Koloskopie notwendig, die Patienten sind einer Strahlendosis ausgesetzt und es werden einige extrakolonische

Befunde generiert, die zusätzliche Untersuchungen erfordern und möglicherweise zu Überbehandlungen führen. Außerdem ist die CT-Kolonographie möglicherweise weniger empfindlich für flache Polypen (Shaukat & Levin 2022; springermedizin.de 2024a).

Eine weitere und noch sehr junge Untersuchungsmethode stellt die MR-Kolonographie dar. Hierbei wird mittels Magnetresonanztomographie der Darm dargestellt und nach Läsionen gesucht. Großer Vorteil gegenüber der CT-Kolonographie ist, dass keine ionisierende Strahlung erforderlich ist. Außerdem kann in umliegenden Geweben auch gleichzeitig nach möglichen Metastasen gesucht werden. Allerdings kann bei beiden Verfahren keine Läsionen biopsiert oder entfernt werden. Zudem finden beide Varianten keine Polypen unter 6 mm, wodurch die herkömmliche Koloskopie mit ihrer interventionellen Komponente gegenwärtig und vermutlich auch zukünftig die Überhand behält (Shaukat & Levin 2022).

Insgesamt stellt die virtuelle Koloskopie eine wertvolle Ergänzung im Spektrum der kolorektalen Diagnostik dar, insbesondere für Patienten, bei denen eine endoskopische Untersuchung kontraindiziert ist oder abgelehnt wird. Durch eine enge organisatorische Verflechtung der virtuellen und echten Koloskopie ist es außerdem möglich, dass bei Nichterreichen des Zökums in derselben Vorbereitung und am gleichen Tag noch eine CT-Kolonographie ergänzt wird. Auch wenn Studien zufolge die Sensitivität und Spezifität zur Erkennung von Polypen beachtliche Ergebnisse zeigen, so müssen die Vor- und Nachteile dieser neuen Technologien gemeinsam mit dem Patienten berücksichtigt werden. Außerdem werden diese bildgebenden Verfahren durch immunologische Tests auf Blut im Stuhl sowie Untersuchungen auf mutierte DNA im Stuhl und molekulargenetischen Markern im Blut immer weiter in den Hintergrund gerückt (Shaukat & Levin 2022).

Fortschritte in der Bildgebung und Visualisierung 5

In den vergangenen Jahren haben erhebliche Fortschritte in Hard- und Softwaretechnologie die Bildqualität der Endoskope revolutioniert. Moderne HD-Koloskope liefern hochauflösende Bilddaten mit über einer Million Pixel und ermöglichen optische Vergrößerungen von bis zu 150-fach (z. B Olympus 200er-Serien). Funktionen wie Dual-Focus zur variablen Schärfentiefe sowie die Pre-Freeze-Technologie zur Auswahl des schärfsten Bildes tragen maßgeblich zur verbesserten Befunddokumentation und zur Reduktion von Bewegungsartefakten bei (Affronti & Lake 2018).

Ein bedeutender Fortschritt in der endoskopischen Bildgebung stellt außerdem die virtuelle Chromoendoskopie dar, die bei Olympus „Narrow Band Imaging"-Technologie (NBI) heißt. (Bei Pentax „i-scan", bei Fujinon „blue light imaging") Diese Form der Bildgebung wird seit 2005 zur Beurteilung von kolorektalen Läsionen verwendet. Durch die gezielte Nutzung von grünem und blauem Licht können vaskuläre Strukturen auf der Schleimhautoberfläche präzise dargestellt werden (Sano et al. 2024).

Zur Verbesserung der Adenomdetektionsrate wurden in den letzten Jahren verschiedene technische Systeme mit erweitertem Sichtfeld entwickelt. Weitwinkelendoskope wie das FUSE-System oder Third Eye ermöglichen mit bis zu 330 Grad ein deutlich vergrößertes Blickfeld. Noch weiter geht ein 360 Grad-Koloskop mit fünf Kameras, das sich derzeit in klinischer Evaluation befindet (Matsuda et al. 2017).

Um die Detektionsrate kolorektaler Läsionen zu optimieren, wurden in den letzten Jahren verschiedene Hilfssysteme entwickelt. So bietet das NaviAid G-EYE-System, durch den Einsatz eines aufblasbaren Ballons, vielversprechende Ergebnisse in der Glättung der Dickdarmfalten und Sichtbarmachung von verdeckten

M. Moser, *Geschichte der Koloskopie*, essentials, https://doi.org/10.1007/978-3-662-72877-2_5

Läsionen. Ebenso können mechanische Aufsatzhilfen wie EndoCuff oder Endo-Rings die Schleimhaut glätten und so verdeckte Polypen finden. Zudem gibt es, alternativ zur herkömmlichen Luftinsufflation, die sogenannte „Unterwasserendoskopie", bei der die Entfaltung des Dickdarms anstatt Luft mit Wasser erfolgt. Alle verfolgen das Ziel, die Schleimhautdarstellung zu verbessern, die Adenomdetektionsrate zu steigern und die Untersuchung für den Patienten angenehmer zu gestalten (Biecker et al. 2014; Ma et al. 2020; Matsuda et al. 2017; Sugimoto & Mizukami 2015).

5.1   Hochauflösende Bildgebung in der Endoskopie

Die technologischen Fortschritte der vergangenen zehn Jahre sowohl im Bereich der Hard- als auch der Software haben dazu geführt, dass heute deutlich größere und hochauflösendere Bilddaten in der Endoskopie zur Verfügung stehen. Die drei führenden Hersteller (Olympus, Pentax Medical und Fujinon Inc.) bieten HD-fähige Endoskope an. Während konventionelle Geräte Bildsignale mit einer Auflösung zwischen 100.000 und 400.000 Pixel erzeugen, erreichen moderne HD-Endoskope Auflösungen von über einer Million Pixel. Zudem verfügen diese Instrumente über eine optische Vergrößerungsleistung von bis zu dem 150-Fachen, wie sie insbesondere in Asien und den USA durch die 200er-Serie von Olympus Anwendung findet. In Europa hingegen werden eher Endoskope mit niedrigerem Vergrößerungspotential verwendet (z. B die 100er Generation von Olympus). Die sogenannte Dual-Focus-Technologie ist ein weiteres neues Feature, wodurch die Schärfentiefe flexibel angepasst werden kann. Per Knopfdruck kann der Fokus sowohl auf Bereiche von 2 bis 6 mm als auch auf Standardansichten gelegt werden. Insbesondere bei der Beurteilung von Resektionsrändern nach einer Polypektomie ist dies von diagnostischem Vorteil. Außerdem verfügen einige Endoskope über eine sogenannte Pre-Freeze-Funktion, bei der mehrere Einzelbilder automatisch aufgenommen und anschließend die Aufnahme mit der höchsten Bildschärfe ausgewählt wird. Dadurch wird die Dokumentation relevanter Befunde erleichtert und gleichzeitig das Risiko für Bewegungsartefakte verringert, wie sie insbesondere bei manuell ausgelösten Mehrfachaufnahmen häufiger auftreten (Affronti & Lake 2018).

5.2 Virtuelle Chromoendoskopie

Ein weiterer Meilenstein in der Weiterentwicklung der endoskopischen Bildgebung stellt die virtuelle Chromoendoskopie dar, die erstmals 2005 eingeführt wurde (auch bekannt als „Narrow-Band-Imaging" Technologie bei Olympus, „iscan" bei Pentax, „blue light imaging" bei Fujinon). Diese basiert auf einem optischen Filterverfahren, bei dem herkömmliches Weißlicht in ihre Spektralanteile im blauen und grünen Wellenlängenbereich umgewandelt wird. Durch spezielle Filter können Lichtwellen mit einer Länge von etwa 410 nm und 540 nm erzeugt werden, die besonders stark von Hämoglobin absorbiert werden. Dies führt zu einer deutlich besseren Darstellung blutreicher Strukturen und Gefäße, wodurch an der Schleimhautoberfläche vaskuläre Muster differenziert betrachtet werden können. Für die endoskopische Beurteilung kolorektaler Läsionen stellt dies einen ganz wesentlichen Aspekt dar (Teramoto & Sano 2024).

Die virtuelle Chromoendoskopie hat mehrere Vorteile gegenüber klassischen Farbstoffverfahren. Zum einen entfällt der Einsatz potenziell karzinogener Substanzen wie Kristallviolett, welches eine längere Einwirkzeit erfordert und toxikologische Risiken birgt. Zum anderen ermöglicht die Kombination mit Vergrößerungstechniken eine differenzierte Analyse sowohl des Gefäßmusters als auch der Oberflächenstruktur. Aus dieser methodischen Weiterentwicklung ging unter anderem die Sano-, NICE- oder JNET-Klassifikation (in Europa bevorzugt verwendet) hervor, welche die endoskopische Differenzierung von Polypentypen anhand der Gefäßarchitektur erlaubt. Die JNET-Klassifikation unterscheidet dabei zwischen Verdacht auf hyperplastischer Polyp (1), geringgradige intramukosale Neoplasie (2a), hochgradige intramukosale Neoplasie (2b) und invasivem Karzinom (3) (springermedizin.de 2024b; Teramoto & Sano 2024) .

Trotz der diagnostischen Vorteile ist die Qualität der NBI-Bildgebung stark von der Darmvorbereitung abhängig. Insbesondere bei unzureichender Reinigung kann verbliebener Stuhl unter virtueller Chromoendoskopie fälschlich rötlich erscheinen, was zu fehlerhaften Diagnosen führen kann. Eine sorgfältige Spülung der zu untersuchenden Areale ist dadurch erforderlich. Außerdem ist die Bildhelligkeit bei NBI tendenziell geringer als bei Standardweißlicht. Neuere Systeme, wie beispielswiese die zweite Generation der NBI-Plattformen (Lucera Elite, Exera III) sowie Geräte mit LED-basierter Lichtquelle (Olympus X1), bieten inzwischen eine deutlich verbesserte Ausleuchtung an und eignen sich gut für den klinischen Alltag. Durch diese neuen Visualisierungstechniken können Schleimhautläsionen endoskopisch deutlich besser eingeschätzt werden, sodass vor der Abtragung das am besten geeignete Verfahren gewählt werden kann (EMR, ESD, FTR) und eine zusätzliche pathohistologische Analyse nicht immer erforderlich ist (Teramoto & Sano 2024).

Um Blutungsquellen und tiefe Gefäße noch besser darstellen zu können, hat Olympus zudem noch eine weitere Bildgebungstechnologie entwickelt, die sogenannte Red-Dichromatic-Imaging (RDI) Technologie. Der Einsatz längerer Wellenlängen (Grün, Bernstein und Rot) ermöglicht im Vergleich zur NBI-Technologie eine noch tiefere Gewebepenetration als herkömmliches Weißlicht. Dies verbessert die Identifikation von Blutungsquellen bei gastrointestinalen Blutungen sowie die Sichtbarmachung submukosaler Gefäße während endoskopischer Resektionen (z. B ESD, EMR). Ziel ist es, die Blutstillung zu erleichtern, die Eingriffszeit zu verkürzen sowie Komplikationen zu vermeiden (Olympus America I Medical 2025).

5.3   **Weitwinkel-Endoskopie**

Konventionelle Koloskope verfügen in der Regel über ein Sichtfeld von etwa 140 Grad. Es wurden in den vergangenen Jahren mehrere technische Varianten entwickelt, die das Blickfeld erweitern, um die diagnostische Aussagekraft insbesondere bei der Rückzugsphase der Untersuchung zu verbessern. Bereits 2004 wurde ein Endoskop eingeführt, dessen Sichtfeld auf 170 Grad vergrößert wurde. Ziel dieser Innovation war es, anatomisch schwer einsehbare Bereiche wie Falten oder Flexuren besser erfassen zu können. Vergleichende Studien zur Polypendetektionsrate zeigen jedoch, dass sich die Rate von übersehenen Polypen im Vergleich zur Standardkoloskopie nicht signifikant unterscheidet (Matsuda et al. 2017).

Ein weiterer Prototyp mit der Bezeichnung „Third Eye" wurde von Uraoka et al. vorgestellt. Dieses System verfügt über ein klassisches Frontobjektiv mit einem zusätzlichen seitlich-rückwärts gerichteten Linsensystem, das ein Sichtfeld von bis zu 232 Grad erreicht. In Versuchen mit anatomischen Modellen konnten damit höhere Detektionsraten für simulierte Polypen erzielt werden. Eine darauf folgende klinische Studie ergab jedoch, dass zwar ein Großteil der Polypen im aufsteigenden und sigmoidalen Kolon erstmals im rückwärtigen Sichtfeld erkannt wurde, die allgemeine Adenomdetektionsrate (ADR) allerdings nicht signifikant anstieg (Matsuda et al. 2017).

Eine bemerkenswerte technische Weiterentwicklung stellt das sogenannte „Full-Spectrum- Endoscopy" (FUSE)-System dar, das 2013 erstmals die Zulassung in Amerika erhielt. Dieses Gerät, mit seinem ursprünglichen Namen Peer-Scope, kann durch seine drei Kameras mit zugehöriger LED-Beleuchtung ein horizontales Sichtfeld von bis zu 330 Grad erreichen. Die Aufzeichnungen aus Front-

und Seitenkameras werden gleichzeitig auf mehreren Monitoren dargestellt. In einer multizentrischen, randomisierten Vergleichsstudie zeigte sich eine deutlich reduzierte Adenom-Miss-Rate in der FUSE-Gruppe (7 % vs. 41 %) im Vergleich zur herkömmlichen Koloskopie. Auch wenn weitere Studien erforderlich sind, um die klinische Relevanz zu bestätigen, so ist das Potenzial dieser Technologie zur Verbesserung der diagnostischen Genauigkeit vielversprechend (Matsuda et al. 2017).

Allerdings ist zu beachten, dass diese Systeme gewisse Herausforderungen in der praktischen Anwendung mit sich bringen. So erfordert etwa die Zentrierung von lateral entdeckten Polypen für eine sichere Abtragung eine Anpassung der Koloskopposition, was die Untersuchungsdauer verlängern kann. Die meisten dieser Technologien befinden sich noch im Prototypenstadium. Langfristige Studien sind notwendig, um sowohl die Detektionsraten zu bewerten, als auch Aussagen über die Sicherheit und Effizienz bei der Polypenresektion treffen zu können (Matsuda et al. 2017).

Als Weiterentwicklung des FUSE-Systems hat das Unternehmen Saneso Inc. ein Koloskop entwickelt, dass mit insgesamt fünf Kameras ausgestattet ist, die jeweils an der Vorderseite sowie an der Ober-, Unter-, Rechts- und Linksseite des Endoskops positioniert sind. Kombiniert mit einem integrierten LED-Licht wird ein 360 Grad Sichtfeld erzeugt und auf einem HD-Bildschirm erzeugt. Auch wenn es bereits seit 2022 in Amerika zugelassen ist und vielversprechende Adenomdetektionsraten aufweist, wird es noch einige Studien benötigen, um den klinischen Mehrwert dieser neuesten Technologie bewerten zu können (*510(k) Premarket Notification* 2025; Affronti & Lake 2018).

5.4   Weitere Hilfssysteme

In den letzten Jahren haben sich noch weitere Hilfsmittel etabliert, die eine herkömmliche Koloskopie unterstützen können. Um die Anzahl an nicht gefundenen Polypen zu reduzieren, wurde das NaviAid G-EYE-System der Firma SMART Medical Systems entwickelt. Dabei wird in das distale Biegesegment eines Standardkoloskops ein wiederverwendbarer, aufblasbarer Ballon integriert. Der Untersucher kann diesen Ballon während des Rückzugs der Sonde kontrolliert aufblasen. Ziel dieser Technik ist es, durch das Aufrichten und Glätten der haustralen Falten im Dickdarm, verdeckte Schleimhautareale freizulegen und dadurch die Detektionsrate von Polypen zu erhöhen. Die diagnostische Leistungsfähigkeit des G-EYE-Koloskops hinsichtlich Adenomdetektionsrate (ADR) und Adenomübersehensrate wurde in einer prospektiven, multizentrischen, randomisierten Studie evaluiert. Dabei wurden an Patienten am gleichen Tag beide Verfahren nacheinander angewendet. Die Ergebnisse zeigten eine deutlich geringere Adenom-Übersehensrate bei Anwendung des G-EYE-Systems im Vergleich zur Standardkoloskopie (7,5 % vs. 44,7 %, P=0,0002). Außerdem konnte durch den anschließenden Einsatz der Ballontechnik zusätzliche Adenome bei 81 % der Fälle entdeckt werden (P=0,0002). Die Resultate unterstreichen das Potential des G-EYE-Systems zur Optimierung der diagnostischen Genauigkeit der Koloskopien, insbesondere bei der Erkennung von Läsionen, die sich in anatomisch schwer zugänglichen Arealen befinden (Matsuda et al. 2017).

Ähnlich dazu wurden mit EndoCuff sowie Endorings Aufsatzhilfen für die Koloskopie entwickelt, die durch mechanisches Abflachen der Darmfalten die Schleimhaut besser einsehbar machen und so die Detektionsrate von Polypen und Adenomen verbessern. Beim EndoCuff handelt es sich um eine flexible Kunststoffkappe mit seitlichen Ärmchen, die sich beim Zurückziehen des Koloskops ausbreiten und so die Sicht auf die Darmwand optimieren. Die EndoRings hingegen bestehen aus mehreren ringförmig angeordneten Lamellen hinter der Koloskopspitze, die ebenfalls die Falten abflachen. In beiden Fällen haben groß angelegte prospektiv-randomisierte Studien eine signifikante Erhöhung der Polypendetektionsrate im Vergleich zu Standartkoloskopien erzielt. Beide Systeme gelten als sicher und verbessern insgesamt die Detektionsrate von kolorektalen Läsionen (Biecker et al. 2014; Thayalasekaran et al. 2023).

Eine weitere Ergänzung zur herkömmlichen Koloskopie stellt die sogenannte „Unterwasserkoloskopie" dar, die 1984 erstmals durch Falchuk et al. beschrieben wurde. Dabei wird anstellte von Luft Wasser kontinuierlich in den Dickdarm eingeführt, um diesen zu entfalten. In einer randomisierten, kontrollierten Studie wurde die Wasserinfusionskoloskopie (WIK) mit der konventionellen Luftinsufflationskoloskopie (LIK) verglichen. Die Ergebnisse unterstrichen, dass der Ileozökalübergang bei der WIK häufiger erreicht wurde und die Verträglichkeit des Patienten signifikant verbessert wurde. Insbesondere zeigten sich geringere Schmerzen und Blähungen, eine niedrigere Rate an Bauchkompressionen und Haltungsänderungen sowie eine erhöhte Bereitschaft zur erneuten Untersuchung. Die Adenomdetektionsrate hingegen unterschied sich kaum. Großer Nachteil der Wasserinfusionsmethode ist die verlängerte Vorschubzeit des Endoskops sowie die längere Gesamtdauer der Untersuchung. Auch wenn sich diese Methode nicht als Standartprozedere etabliert hat, so stellt die „Unterwasserkoloskopie" durch die erhöhte Patiententoleranz und Akzeptanz eine vielversprechende Alternative zur herkömmlichen Luftinsufflation dar (Ma et al. 2020; Sugimoto & Mizukami 2015).

Was Sie aus diesem *essential* mitnehmen können

- Ein Verständnis dafür, wie technische und medizinische Entwicklungen die Koloskopie nachhaltig geprägt haben.
- Die Bedeutung historischer Innovationen für heutige Standards in Diagnostik, Therapie und Vorsorge.
- Warum die flexible Endoskopie einen Wendepunkt in der Medizin darstellt und welche Rolle Glasfaseroptik dabei spielte.
- Wie moderne Technologien die Untersuchungstechniken sicherer, schneller und präziser gemacht haben.
- Welche Bildgebungsfortschritte heute zur verbesserten Adenomerkennung und damit zur Darmkrebsprävention beitragen.

M. Moser, *Geschichte der Koloskopie*, essentials,
https://doi.org/10.1007/978-3-662-72877-2

Literatur

[Basil II Hirschowitz, M.D.] – Digital Collections – National Library of Medicine. https://
collections.nlm.nih.gov/catalog/nlm:nlmuid-101418651-img. Zugegriffen: 5. Juni 2025.

510(k) Premarket Notification. https://www.accessdata.fda.gov/scripts/cdrh/cfdocs/cfpmn/
pmn.cfm?ID=K210052. Zugegriffen: 23. Mai 2025.

Achord, J. L. und V. R. Muthusamy (2019). The history of gastrointestinal endoscopy. In *Clinical Gastrointestinal Endoscopy*, 2–11.e1. Elsevier. https://doi.org/10.1016/B978-0-323-41509-5.00001-3.

Adamcewicz, M., D. Bearelly, G. Porat, und F. K. Friedenberg. 2011. Mechanism of action and toxicities of purgatives used for colonoscopy preparation. *Expert Opinion on Drug Metabolism & Toxicology* 7(1):89–101. https://doi.org/10.1517/17425255.2011.542411.

Adler, S. N. 2017. The history of time for capsule endoscopy. *Annals of Translational Medicine* 5(9):194. https://doi.org/10.21037/atm.2017.03.90.

Affronti, J., Lake, A. (2018). Recent Advances in Gastrointestinal Endoscopy. In: Sridhar, S., Wu, G. (eds) Diagnostic and Therapeutic Procedures in Gastroenterology. *Clinical Gastroenterology* Humana Press, Cham. https://doi.org/10.1007/978-3-319-62993-3_2.

Berci, G. und K. A. Forde 2000. History of endoscopy: what lessons have we learned from the past? *Surgical Endoscopy* 14(1):5–15. https://doi.org/10.1007/s004649900002.

Biecker, E., Floer, M., Heinecke, A., Ströbel, P., Schepke, M. & Meister, T. (2014). Die Endocuff-assistierte Koloskopie erhöht signifikant die Polypen- und Adenomdetektionsrate: Ergebnisse einer prospektiv randomisierten Studie mit 498 Patienten. *Endoskopie Heute* 27(01):FV3. https://doi.org/10.1055/s-0034-1371025.

Brinch, H. H., A. Byrjalsen, Z. Lohse, A. Ø. Rasmussen, J. G. Karstensen, B. S. Kristiansen, und A. M. Jelsig 2024. Germline pathogenic variants in RNF43 in patients with and without serrated polyposis syndrome. *Familial Cancer* 24(1):3. https://doi.org/10.1007/s10689-024-00428-6.

Brown, G. J. E. und B. P. Saunders 2005. Advances in colonic imaging: technical improvements in colonoscopy. *European Journal of Gastroenterology & Hepatology* 17(8):785–792. https://doi.org/10.1097/00042737-200508000-00002.

Chen, Q., Q. Yu, J. -J. Yu, M. Liu, H. -P. Xie, B. Cheng, Q. -Z. Guao, G. -Q. Liao, und H. Qin 2017. Observational study of colonoscopy techniques used for acute colorectal obstruction: A single-center experience. *Molecular and Clinical Oncology* 6(3):355–361. https://doi.org/10.3892/mco.2017.1133.

Desormeaux, A. J. 1867. The endoscope, and its application to the diagnosis and treatment of urinary affections. *The Chicago Medical Journal* 24(4–5):177–208.

EAU European Museum of Urology. 2021a. Bozzini and the Lichtleiter – EAU European Museum of Urology. https://history.uroweb.org/history-of-urology/diagnosis/looking-into-the-body/bozzini-and-the-lichtleiter/.

EAU European Museum of Urology. 2021b. Nitze's Cystoscope – EAU European Museum of Urology. https://history.uroweb.org/history-of-urology/diagnosis/looking-into-the-body/nitzes-cystoscope/.

EAU European Museum of Urology. 2025. Desormeaux, Antonin Jean – EAU European Museum of Urology. https://history.uroweb.org/biographies/desormeaux-antonin-jean/.

Edmonson, J. M. (1991). History of the instruments for gastrointestinal endoscopy. *Gastrointestinal Endoscopy* 37(2 Suppl):S27–56. https://doi.org/10.1016/s0016-5107(91)70910-3.

European Museum of Urology. 2025a. Desormeaux, A. J. https://history.uroweb.org/biographies/desormeaux-antonin-jean/.

European Museum of Urology. 2025b. Das Endoskop von Desormeaux. https://history.uroweb.org/history-of-urology/diagnosis/looking-into-the-body/desormeauxs-endoscope/.

European Museum of Urology. 2025c. Maximilian Nitze. https://history.uroweb.org/biographies/nitze-maximilian/.

File:Philipp Bozzini.jpg – Wikimedia Commons. 2025.

Gangwani, M. K., A. Aziz, D. S. Dahiya, M. Nawras, M. Aziz, und S. Inamdar. 2023. History of colonoscopy and technological advances: a narrative review. *Translational Gastroenterology and Hepatology* 8:18. https://doi.org/10.21037/tgh-23-4.

Hinterberger, A. 2025. OEGGH_LL_QualitaetsgesicherteVorsorgekolonoskopie_230616. https://www.oeggh.at/wp-content/uploads/2023/10/OEGGH_LL_Qualitaetsgesicherte-Vorsorgekolonoskopie_230616.pdf.

Internationale Nitze-Leiter Forschungsgesellschaft für Endoskopie. 2024. Instrumentensammlung.

Mikulicz, Johann. 1881. *Über Gastroskopie und Oesophagoskopie.* Separatabdruck aus der Wiener Medizinischen Presse.

Kurniawan, N. & Keuchel, M. (2017). Flexible gastro-intestinal endoscopy – clinical challenges and technical achievements. *Computational and Structural Biotechnology Journal* 15:168–179. https://doi.org/10.1016/j.csbj.2017.01.004.

Ma, L., Yan, J., Shen, J., Sang, J. & Xu, H. (2020). Comparison of application value between conventional air insufflation and water infusion in colonoscopy. International *Journal of Clinical and Experimental Pathology* 13(9):2333–2341. https://pmc.ncbi.nlm.nih.gov/articles/PMC7539865/.

Matsuda, T., Ono, A., Sekiguchi, M., Fujii, T. & Saito, Y. (2017). Advances in image enhancement in colonoscopy for detection of adenomas. *Nature Reviews. Gastroenterology & Hepatology* 14(5):305–314. https://doi.org/10.1038/nrgastro.2017.18.

Nachruf auf Dr. Hiromi Shinya 2022 – New York, NY – New York Times. (2025, 14. Mai). https://www-legacy-com.translate.goog/us/obituaries/nytimes/name/dr-hiromi-shinya-obituary?id=32374329&_x_tr_sl=en&_x_tr_tl=de&_x_tr_hl=de&_x_tr_pto=sge.

Olympus America | Medical. 2025. Red Dichromatic Imaging. https://medical.olympusamerica.com/technology/rdi.

Pan, G. & Wang, L. (2012). Swallowable wireless capsule endoscopy: progress and technical challenges. *Gastroenterology Research and Practice* 2012:841691. https://doi.org/10.1155/2012/841691.

Pasternak, A., Szura, M., Solecki, R., Matyja, M., Szczepanik, A. & Matyja, A. (2017). Impact of responsive insertion technology (RIT) on reducing discomfort during colonoscopy: randomized clinical trial. *Surgical Endoscopy* 31(5):2247–2254. https://doi.org/10.1007/s00464-016-5226-x.

Peter, S., N. B. Reddy, M. Naseemuddin, J. N. Zaibaq, G. McGwin, und C. M. Wilcox. 2019. Outcomes of use of electromagnetic guidance with responsive insertion technology (RIT) during colonoscopy: a prospective randomized controlled trial. *Endoscopy International Open* 7(2):E225–E231. https://doi.org/10.1055/a-0754-1879.

Ramai, D. & et al. (2018). Philipp Bozzini (1773–1809): The earliest description of endoscopy. *Journal of Medical Biography* 26(2):137–141. https://doi.org/10.1177/0967772018755587.

Rathert, P., W. Lutzeyer, und W. E. Goddwin. 1974. Philipp Bozzini (1773–1809) and the Lichtleiter. *Urology* 3(1):113–118. https://doi.org/10.1016/S0090-4295(74)80079-8.

Sano, Y., P. Chiu, R. Singh, N. Uedo, K. Goda, und C. Katada. 2024. *Atlas of advanced endoscopy*. Springer Nature Singapore. https://doi.org/10.1007/978-981-97-2732-2.

Shaukat, A. und T. R. Levin. 2022. Current and future colorectal cancer screening strategies. *Nature Reviews. Gastroenterology & Hepatology* 19(8):521–531. https://doi.org/10.1038/s41575-022-00612-y.

springermedizin.de. 2024a. CT-Kolonographie. https://www.springermedizin.de/koloskopie/diagnostik-in-der-onkologie/ct-kolonographie/25422912.

springermedizin.de. 2024b. Diagnose und endoskopisches Management kolorektaler Polypen. https://www.springermedizin.de/endoskopie/koloskopie/diagnose-und-endoskopisches-management-kolorektaler-polypen/18408808.

Spurr, C. 2018. History of the instruments and techniques of gastrointestinal endoscopy. In *Clinical gastroenterology. Diagnostic and Therapeutic Procedures in Gastroenterology*, Hrsg. S. Sridhar und G.Y. Wu, 3–13. Springer International Publishing. https://doi.org/10.1007/978-3-319-62993-3_1.

Stafford, N. (2011). William Wolff. *BMJ* 343(nov09 3):d7254–d7254. https://doi.org/10.1136/bmj.d7254.

Sugimoto, S. & Mizukami, T. (2015). Diagnostic and therapeutic applications of water-immersion colonoscopy. *World Journal of Gastroenterology* 21(21):6451–6459. https://doi.org/10.3748/wjg.v21.i21.6451.

Tan, X., Yang, W., Wichmann, D., Huang, C., Mothes, B., Grund, K. E., Chen, Zhikang & Chen, Zihua (2021). Magnetic endoscopic imaging as a rational investment for specific colonoscopies: a systematic review and meta-analysis. *Expert Review of Gastroenterology & Hepatology* 15(4):447–458. https://doi.org/10.1080/17474124.2021.1842192.

Teramoto, A. & Sano, Y. (2024). EVIS X1 Endoscopy System. In *Atlas of Advanced Endoscopy*, Hrsg. Y. Sano, P. Chiu, R. Singh, N. Uedo, K. Goda & C. Katada 3–10. Springer Nature Singapore. https://doi.org/10.1007/978-981-97-2732-2_1.

Thayalasekaran, S., Bhattacharyya, R., Chedgy, F., Basford, P., Subramaniam, S., Kandiah, K., Thursby-Pelham, F., Brown, J., Alkandari, A., Ellis, R., Coda, S., Goggin, P., Amos, M., Fogg, C., Longcroft-Wheaton, G. & Bhandari, P. (2023). Randomized controlled trial of EndoRings assisted colonoscopy versus standard colonoscopy. *Digestive Endoscopy* 35(3):354–360. https://doi.org/10.1111/den.14432.

Wilcox, C. M. und C. O. Elson. (2013). Basil Isaac Hirschowitz, MD. *Gastrointestinal Endoscopy* 77(5):677–678. https://doi.org/10.1016/j.gie.2013.03.1310.

Wolff, W. I., H. Shinya, A. Geffen, und S. Z. Ozaktay. 1972. Colonofiberoscopy. A new and valuable diagnostic modality. *American Journal of Surgery* 123(2):180–184. https://doi.org/10.1016/0002-9610(72)90330-3.

Zhang, J. und H. M. Ross. 2017. History of colonoscopy. In *Advanced Colonoscopy and Endoluminal Surgery*, Hrsg. S. W. Lee, H. M. Ross, D. E. Rivadeneira, S. R. Steele & D. L. Feingold, 1–7. Springer International Publishing. https://doi.org/10.1007/978-3-319-48370-2_1.